Martin Brentrup / Brigitte Geupel

Ideen aus der Box

Fundus für Psychotherapie und Beratung

Martin Brentrup / Brigitte Geupel

Ideen aus der Box

Fundus für Psychotherapie und Beratung

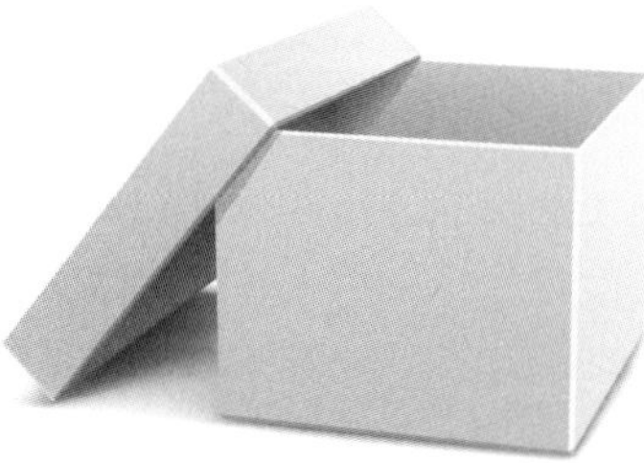

BORGMANN
MEDIA

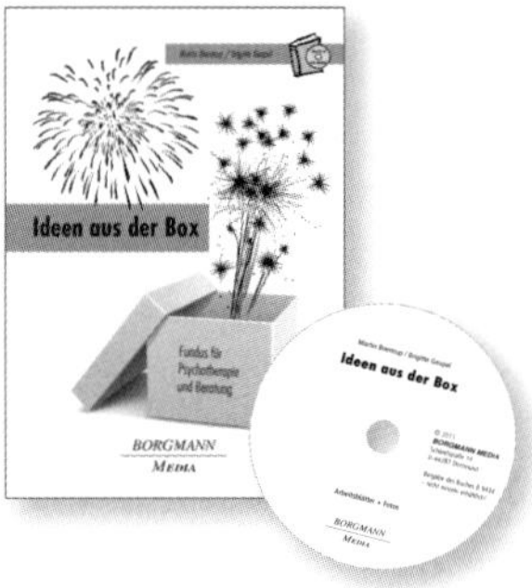

Veröffentlicht in der Edition:
BORGMANN MEDIA **• Schleefstraße 14 • D-44287 Dortmund**

2., verb. Aufl. 2013
Gesamtherstellung: Löer Druck GmbH, Dortmund
Titelfoto: © LoopAll – Fotolia.com / Titelgrafik: © Artenauta – Fotolia.com
Bestell-Nr. 9434 ISBN 978-3-938187-98-2

Inhalt

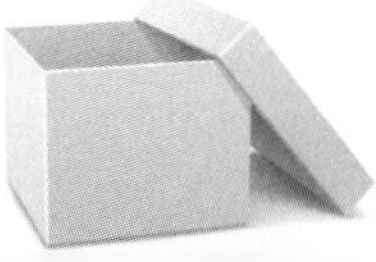

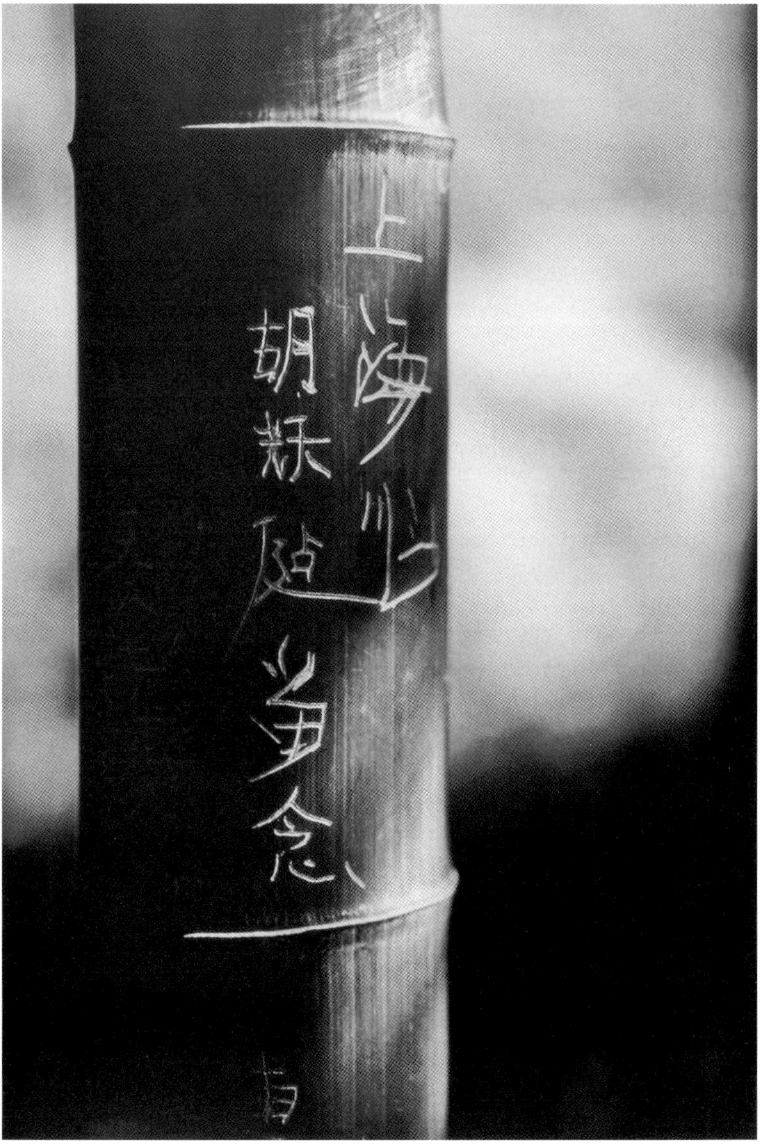

Einleitung

Die Grundidee des Buches ist, schnell zu nutzendes, kreatives Material, Ideen und Übungen für Diagnostik, Psychotherapie, Coaching und Beratung anzubieten.
Die Autoren wünschen sich und stellen sich vor, dass diese Vorgaben dazu einladen, eigenes Material und eigene Ideen für die praktische Arbeit damit zu verknüpfen, so dass eine persönliche Sammlung entsteht.
Es werden Anregungen für verschiedene Anwendungsgebiete gegeben: Problemanalyse, Anamnese, Selbsterfahrung, Biografiearbeit, Ressourcenanalyse, Lösungsorientierung.
Die Ideen und Materialien werden getragen von einer Haltung, die nach konstruktiven Zugängen mit Klienten[1] sucht: konstruktiv in dem Sinne, dass stärkende Impulse und positive Such- und Konstruktionsprozesse der Klienten gefördert werden.
Das Praxisbuch enthält Ideen mit Spiel- und Übungscharakter, die dem Therapeuten eine anbietende und begleitende Rolle erlauben.
Die Materialsammlung enthält neben den Texten auch unterstützende Materialien, wie Vorlagen (auf einer Material-CD) und Anregungen für die Gestaltung eines sog. Starter-Sets, bestehend aus Basismaterialien für kreative, analoge Methoden.
Diese Zusammenstellung ist als Basis gedacht, die Platz für eine individuelle Erweiterung bietet und dazu einlädt. So enthält die Material-CD auch Blanko-Vordrucke für eigene Ideen.

Grundannahmen:
Die Übungen und das Material sollen es ermöglichen, die vorhandenen „Erfahrungs-Schätze" von Therapeuten zu erweitern und zu sortieren. Beim Einsatz der Übungen kann kreatives Material, wie vorgeschlagen, variabel eingesetzt und mit Vorhandenem verbunden werden.
Die Basis der Übungsideen ist ein verfahrensübergreifendes Psychotherapieverständnis (siehe Exkurs „Wirkungen und Vielfalt"). Orientiert an Ergebnissen der Psychotherapieforschung, die die Bedeutung einer Zuversicht verleihenden, komplementär passenden Beziehung in den Vordergrund gerückt haben, werden Wirkungen angestrebt, die es ermöglichen,

---

[1] Aus Vereinfachungsgründen und wegen der besseren Lesbarkeit verwenden wir die Begriffe Klient und Therapeut für alle Kontexte und Geschlechter (z. B. Patientinnen oder Beraterinnen).

Ressourcen zu aktivieren und bedeutungsvolle Perspektivenwechsel und korrigierende Erfahrungen zu machen.

Einsatz einzelner Übungen und Kombination:
Die Übungen können einzeln oder aufeinander aufbauend genutzt werden. Es hat sich als konstruktiv herausgestellt, Einzelergebnisse oder Skulpturen fotografisch zu dokumentieren, um ggfs. eine Fortsetzung und einen Rückbezug zu erleichtern. Ein Lebenspanorama als Spirale, Kreis oder Linie kann zu einem Bezugspunkt werden, auf den sich mehrere Übungen beziehen.

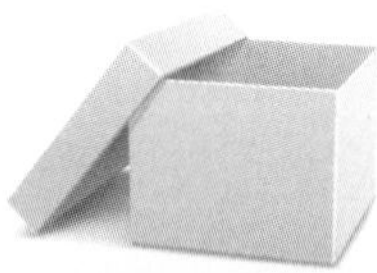

Themen im Überblick:

1. Problem, Beschwerden, Symptom
2. Entwicklung (Lebenslauf)
3. Ressourcen und Bewältigungskompetenzen
4. Krisenmuster und -lösungen (Belastungen, Handicaps, Risiken und Coping)
5. Stile und Muster (Persönlichkeit)
6. Entwicklungsziele und -potentiale

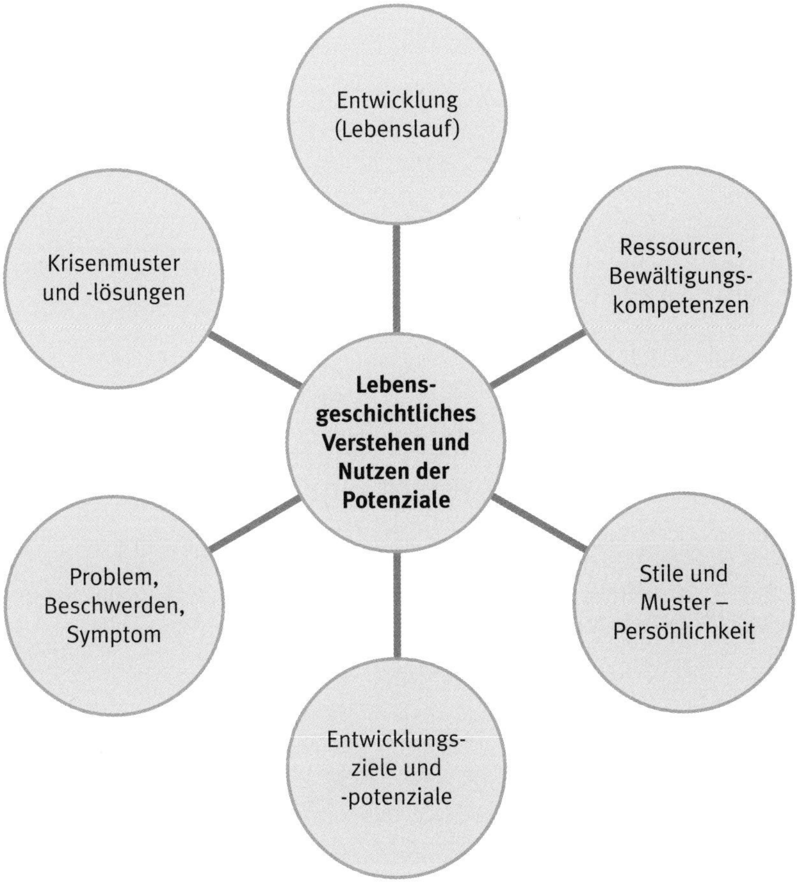

Vorschläge zur Arbeit mit der Box:

Die Publikation enthält neben diesem Praxisbuch mit Ideen und Übungsvorschlägen folgende Materialien:

Die Material-CD enthält folgende Vorlagen und Verweise:

- Fotos (von Symbolen zu den Bereichen Ressourcen und Belastungen)[2],
- verschiedene Vorlagen für die Lebensspirale,
- Vordrucke für die einzelnen Übungen, die im Text schon in verkleinerter Form enthalten sind,
- Blanko-Vorlagen für eigene Ideen,
- Verweise auf Fotos im Internet, die für diese Arbeit geeignet sein könnten.

Um sofort alle beschriebenen Übungen ausprobieren zu können, empfehlen wir die Anschaffung eines **Starter-Sets.**

Dies beinhaltet:

- **die Anschaffung einer Box** (Kiste) zum Sammeln der Materialien,
- **das Ausdrucken der Vorlagen** der Material-CD und der Fotos (von Symbolen zu den Bereichen Ressourcen und Belastungen)[3],
- **die Anschaffung** von folgenden Materialien zur Veranschaulichung: **Seil, Spielfiguren, Glassteine, farbige Notizzettel.**

---

[2] Bei den einzelnen Übungen als Symbolkarten benannt.

[3] Es empfiehlt sich, die Fotos im Format 10x15 auszudrucken.

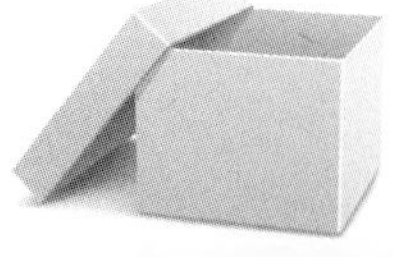

Die Box:

- Sie ist als Anregung gedacht, die ein individuelles Verwenden der Übungen und Materialien ermöglicht.
- Die Anregungen sollten ein Arbeiten in einer wertschätzenden Atmosphäre widerspiegeln und einen entsprechenden Umgang mit den Klienten.
- Der Einsatz baut auf dem jeweiligen Sicherheitsgefühl (Verlassen der rein sprachlichen Kommunikation), dem Zugang zur Kreativität und dem Bedürfnis von aktiver Umsetzung bzw. passivem Versorgtwerden auf.
- Eine persönliche Sicherheit des Therapeuten darin fördert den Angebotscharakter und das Vertrauen.
- Leicht lassen sich mit einer Digitalkamera und einem Ausdruck wertvolle Erinnerungen und „Anker“ sowie Bezugspunkte für die weitere Arbeit schaffen.
- Manche Übungen entwickeln ihre Wirkung durch einen Rahmen besser (Begrenztheit, Konkretheit). Dafür sind viele Varianten denkbar: ein großes Stück farbiger Filzstoff auf dem Boden, eine Holz- oder Korkwand, ein großes Blatt Papier, die Lebensspirale als Bezugspunkt ...
- Figuren und Symbole lassen sich fortlaufend erweitern und persönlich gestalten.
- Die Fotos der Materialsammlung dienen als Anregung. Sie sind als Druckvorlage auf der Material-CD vorhanden und können dem Klienten mitgegeben werden.
- Bilder und Fotos können auch von den Klienten mitgebracht werden, sie können auch gemalt werden, je nach Zugang und kreativem Impuls.
- Die Verwendung der Materialien wird in den einzelnen Übungen erklärt. Sie dienen als Anregung, die individuell weiterentwickelt werden können.

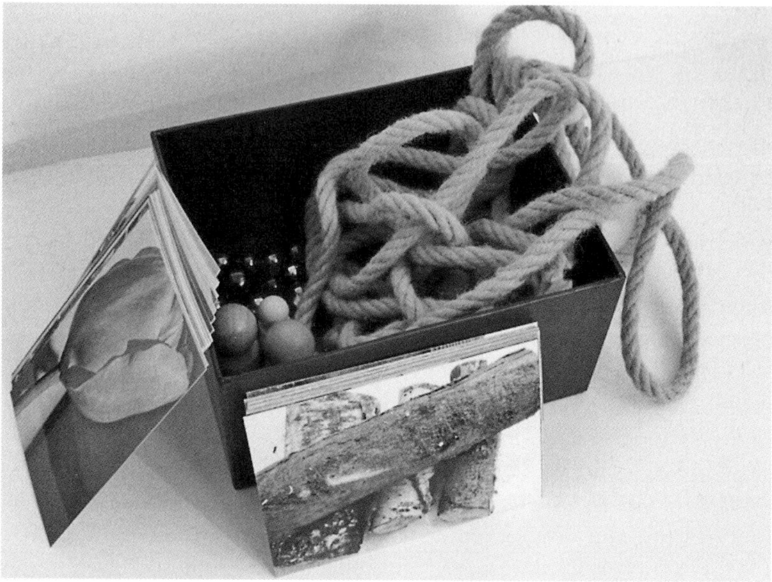

Vorschlag für eine Grundausstattung der eigenen Box (Starter-Set)

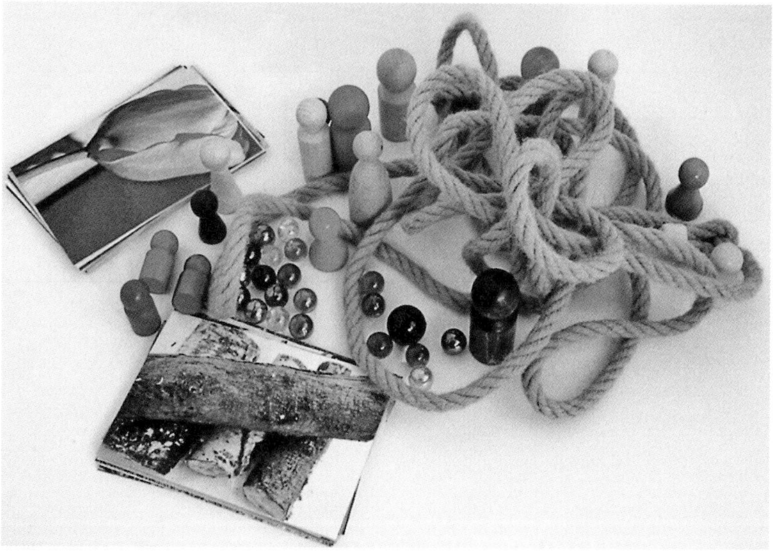

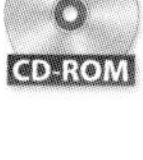

Mögliche Inhalte der Box: Fotokarten (auf der CD als Druckvorlage vorhanden), Seil, Spielfiguren, Glassteine

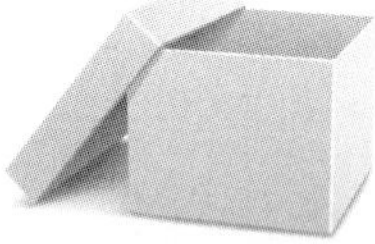

Setting/Indikationen/Kontraindikationen:
Im Allgemeinen sind die Übungen, wenn nicht anders beschrieben, für das Setting Einzeltherapie mit Erwachsenen oder Jugendlichen konzipiert. In vielen Fällen lassen sie sich aber leicht auch auf Paar- oder Familientherapiesettings übertragen. Insbesondere die Kreativität von Kindern lässt sich hier gut ansprechen, da die Übungen allgemein stark die Erlebnisebene fördern.
Kontraindikationen ergeben sich durch die Betroffenheit und die Motivation zur Übung. Hier kann nur begrenzt auf Fälle der Überforderung bzw. von noch zu klärenden Therapieprozessen eingegangen werden.

Ähnliche Übungen/Literatur:
Wir haben uns bemüht, eingeflossene Quellen und einige ähnliche Übungen zu benennen.
Falls es nicht erwähnte Beispiele geben sollte, freuen wir uns über entsprechende Rückmeldungen, die wir zukünftig verwenden werden.

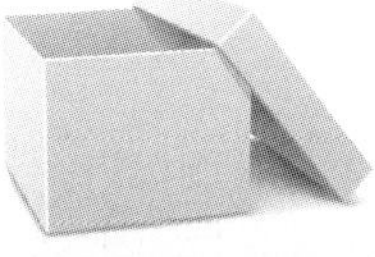

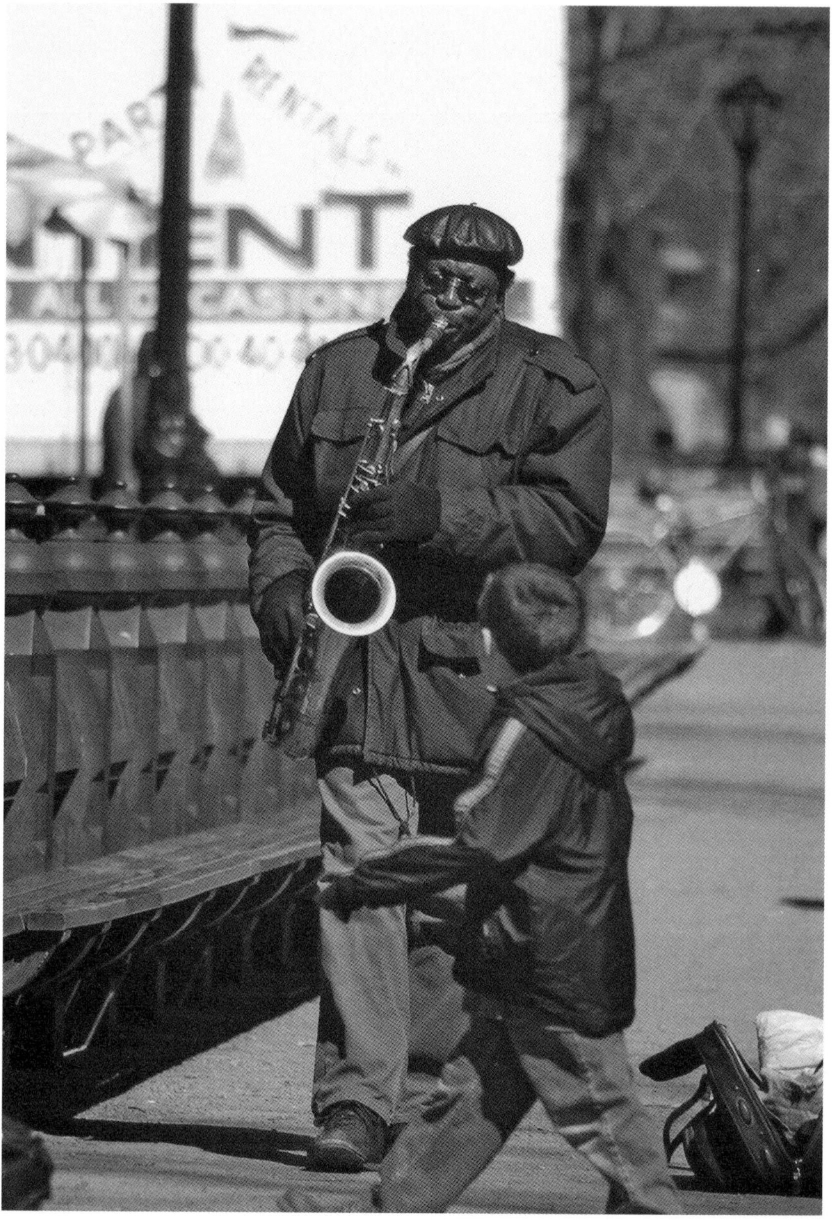

Exkurs:

Einüben in Achtsamkeit

In den Übungen wird häufig als Einstimmung eine Anleitung zu einer „achtsamen Haltung“ empfohlen.

Achtsamkeit ist ein aktueller Begriff, der aus verschiedenen, alten Wurzeln eine Hinwendung zur ruhigen Wahrnehmung von Empfindungen und Gefühlen fördert.

Die moderne Anwendung in der Psychotherapie bezieht sich auf drei Aspekte:

- einen Zustand,
- eine überdauernde Haltung,
- Lebenshaltung und Trainingsverfahren zur Geistesschulung.

Wenn Klienten schon geübt sind in Verfahren der Entspannung, Meditation oder Imagination, dann braucht der Therapeut in den Übungen nur einen Hinweis und eine Einladung zu dieser inneren Haltung zu geben.

Ansonsten können Beschreibungen und Vorübungen hilfreich sein:

- „Kennen Sie diesen angenehmen, ruhigen Zustand, der sich manchmal einstellt, wenn man die Wahrnehmung reduziert, z. B. wenn man die Tropfen eines Regenschauers an der Scheibe verfolgt, oder eine schöne Landschaft betrachtet, oder wohlige Wärme und Entspannung im Körper erspürt?“
- „Erwarten Sie nichts, nehmen Sie einfach nur wahr.“
- „Unterdrücken Sie möglichst nichts, bleiben Sie zentriert, sehen Sie sich quasi zu beim Denken und Fühlen.“
- „Achten Sie nur auf Ihren Atem, atmen Sie ruhig. Denken Sie „ein“ beim Einatmen und „aus“ beim Ausatmen.“

Exkurs:

Handlungsanweisungen für „erfolgreiche Therapeuten“

Um eine therapeutische Haltung zu beschreiben, die wir mit unseren Übungen nahelegen und fördern wollen, können Ableitungen von GRAWE (2004) verwendet werden (LIEB, H. 2007, S. 183):

- Es ist ratsam, den Fokus auf die impliziten Wahrnehmungen des Klienten innerhalb der therapeutischen Beziehung (Prozess vor Inhalt) zu setzen.
- Die Konzentration sollte darauf gelenkt werden, wie der Klient etwas sagt. Was ist die Beziehungsbotschaft neben der zum Inhalt und zum

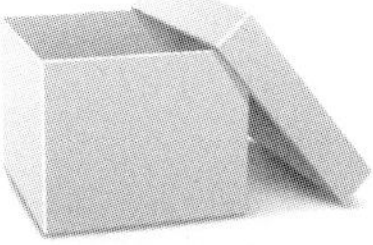

Problem? (In Psychotherapien wird das Bindungsbedürfnis des Klienten aktiviert.) Außerdem ist es wahrscheinlich, dass die Klienten eher negative Bindungserfahrungen gemacht haben. Vermeiden Sie negative Botschaften an ihn, die er als Bestätigung von Ablehnung oder Abwesenheit verstehen könnte. Positiv zugewandte Botschaften entstehen durch eine Haltung der Neugier, der Wärme, der Zuversicht, des kompetenten Engagements und einer auf diese Person fürsorglich bezogenen Handlungsbereitschaft.
- Für Klienten kann es überfordernd sein, wenn sich Therapeuten hilflos zeigen.
- Klienten hilft es, wenn ihre Therapeuten Orientierung und Kontrolle vermitteln. Dies soll allerdings transparent, entscheidungsoffen und unter Achtung von Widerständen geschehen.
- Therapeuten sollen daran arbeiten, dass ihre Klienten selbstwerterhöhende Wahrnehmungen erleben können. Dies wirkt nachweislich als „Annäherungspriming“ an die therapeutischen Ziele. Dies gilt umso mehr, wenn die Klienten positive Sichtweisen und Zuwendungsformen im Rahmen ihres gelernten Interaktionsstiles eher abwehren oder abwerten.
- Es ist hilfreich, wenn positive Emotionen Raum bekommen: lachen, Erfolge auskosten, Ressourcenvorstellungen – vielleicht unterstützt durch Hypnose, Entspannung oder Imaginationen.
- In jeder Sitzung ist es hilfreich, einen Fokus herauszuarbeiten. Zu vermeiden sind zu häufige Problemthemenwechsel. Auch hirnphysiologisch ist es sinnvoll, dass Veränderungsschritte wiederholend gelernt werden.
- Die Arbeit an Problemen soll mit Veränderungs- und Lösungsschritten verbunden werden.
- Wenn negative Erfahrungen Fokus werden sollen (Problemaktivierung), soll das einen direkten Bezug zu einem positiven Ziel haben, damit bei Klienten ein erfahrungsoffenerer Zustand bewirkt wird.
- Es ist günstig, vor einer angstbesetzten oder aversiven Intervention wichtige positiv besetzte Ziele des Klienten zu aktivieren.
- Es ist vielversprechend, durch passende Hausaufgaben für Wiederholungen von Lösungen außerhalb der Therapie zu sorgen. Das ist wichtig für die synaptische Organisation neuer Bahnungen und für die Überführung bewusster Veränderungen in Gewohnheiten.
- Ein Beharren auf Zielen, für die der Klient nicht motiviert ist, ist genauso ungünstig wie häufige Zielwechsel.

1. Problem, Beschwerden, Symptom

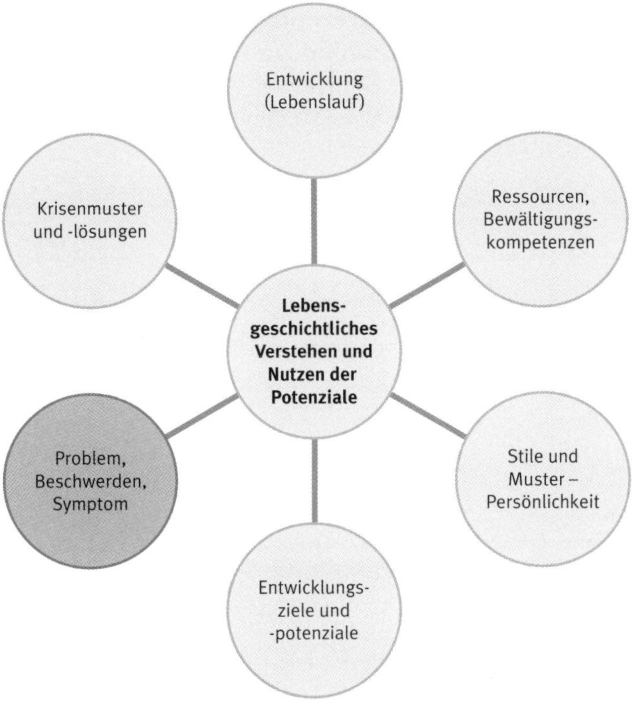

Das Problem des Klienten ist die erste Ansatzstelle für die Arbeitsbeziehung.
Je nach Ausbildung und Verfahren wird der Fokus auf das Problem mehr oder weniger intensiv oder lange im Mittelpunkt bleiben. Mal wird das Problem mehr als Vordergrund einer noch nicht verfügbaren Geschichte und ihrer Bewältigung betrachtet. Mal wird die Problemfokussierung als Selbst-Organisationsweise betrachtet, aus der heraus eine Umorientierung angestrebt wird (vom Problem zur Lösung). Auch die getroffenen Zuschreibungen und Erklärungen werden auf ihre Wirkung untersucht. Dann werden auch die konkreten Bedingungen um das Problem herum als aufrechterhaltende Funktionen erarbeitet.
Allen Verfahren ist gemeinsam, dass danach gestrebt wird, eine Kooperation mit dem Klienten zu erreichen. In vielen Therapieforschungsergeb-

nissen wird entsprechend darauf hingewiesen, dass die Motivation steigt, wenn sich über eine Problemaktualisierung (z. B. GRAWE 2000) eine spürbare, Zuversicht verleihende Ausrichtung einstellt.
Die Exploration ist ein wichtiger Schritt zur Konkretisierung, Aktivierung und verstärkten Selbstverantwortung. Zusammenhänge und Hintergründe lassen neue Perspektiven und Sichtweisen zu. Zudem kann die Bedeutung von Problemen als Lösungen, haltgebenden und anderen Funktionen gewürdigt und berücksichtigt werden.

Übung 1 | Zusammenhänge klären und begreifbar machen

Themen: aktuelle Wirkzusammenhänge verstehen und zugänglich machen, das Problem „verbinden“ mit auslösenden und aufrechterhaltenden Bedingungen
Anwendungsbereich: Anfangsphase, Phase der Problemexploration und der Motivationsförderung, Aktivierung von visuellen und haptischen Wahrnehmungskanälen

Anleitung:
In dieser Übung soll über kreative und multimodale Methodik eine spezifische Erfahrungsmöglichkeit von Zusammenhängen geschaffen werden. Hier werden 2 Varianten dargestellt.

1. **Symbolaufstellung mit Spielfiguren**
   Den Klienten bitten:
   - sein Problem zu benennen,
   - es aufzuschreiben und eine passende Spielfigur (als Fokus) auf den beschrifteten Zettel zu stellen,
   - folgende Aspekte des Problems auch zu benennen, sie aufzuschreiben und mit Spielfiguren um das Problem zu gruppieren:
     - den auslösenden Reiz,
     - die auslösende Situation
     - beteiligte Personen,
     - begleitende Gefühle,
     - begleitende Gedanken,
     - Verhalten,
     - Folgen,
     - Häufigkeit, Un- bzw. Regelmäßigkeit.
   - aus der Auswahl der Symbolkarten (Symbolkarten für Ressourcen und Belastungen, Vorlage 1[4]) ein passendes Bild (Alternative ist ein (aufgemaltes) Symbol) für einzelne der oben genannten Aspekte des Problems auszusuchen und zu den entsprechenden Spielfiguren zu legen.

CD-ROM

---

[4] Die Vorlagen sind auf der Material-CD enthalten.

- intuitiv vorzugehen und die Positionierung später noch ggf. zu verändern.

Zur Auswertung:
Den Klienten mit einer kurzen Anleitung zur inneren Achtsamkeit führen.
Den Klienten bitten, sich zu äußern über erste Eindrücke, aufgetauchte Gefühle, körperliche Empfindungen, Gedanken, Impulse.

2. **Symbolaufstellung zu Ausnahmen (wann ist es anders?)**
   Den Klienten bitten:
   - die obige Darstellung vertiefend zu betrachten,
   - folgende Fragen zu beantworten:
   - „Wann ist es anders?"
   - „Wie ist es dann?"
   - entsprechende Veränderungen vorzunehmen in der Aufstellung.

Zur Auswertung (siehe oben)

CD-ROM

Material: Zettelblock, Stifte, Spielfiguren, Symbolkarten (Vorlage 1), Symbole, Tisch, Brett oder Bodenfläche

Ähnliche Übungen/Literatur: Kanfer, F., Reinecker, H., Schmelzer, D. (1998), Schlippe, A., Schweitzer, J. (1996), Fliegel, S., Kämmerer, A. (2006), Hansen, H. (2007)

Übung 2 | Das Problem verwandeln

Themen: Problemanalyse, Exploration, Anstoß für Veränderung
Anwendungsbereich: assoziativ Zugang zu Veränderungsmöglichkeiten finden und spielerisch Perspektiven wechseln

Anleitung:
Hier werden zwei Phasen unterschieden, die aufeinander aufbauend oder auch einzeln angewendet werden können.

1. Phase:
   Den Klienten bitten:
   - ein aktuelles Problem zu benennen und auf eine Karteikarte zu schreiben oder bei großer Vielfalt eines auszuwählen,
   - diese Karte vor sich zu legen,
   - die Problemkarten (Vorlage 2) zu mischen und (z. B. zunächst drei) Karten zu ziehen,
   - jeweils die erste Assoziation und Reaktion zu sagen und zu notieren,
   - mit etwas innerer Ruhe und Achtsamkeit folgende Frage zu beantworten: „Was wäre anders, wenn es verschwunden wäre?“
2. Phase:
   Den Klienten bitten:
   - einen möglichen, zukünftigen Entwicklungsverlauf spielerisch zu gestalten und auf einer Lebenslinie (z. B. mit Hilfe des Seils), einer Lebensspirale (Vorlage 4) oder einem Zeitstrahl zu positionieren,
   - folgende Fragen zu beantworten: „Was würde begleitend passieren bzw. passiert sein, wenn sich das Problem verändert/auflöst?“ (Zettel für Assoziationen). Empfohlen wird eine behutsame Begleitung für das Entdecken von Vor- und Nachteilen dieser Entwicklung.

Zur Auswertung:
Den Klienten beschreiben lassen, was er erlebt hat, was für ihn überraschend war.

Material: Kopiervorlage (Vorlage 2) für die Problemkarten ausdrucken und Karten ausschneiden, Lebensspirale (Vorlage 4), Notizblock, Stifte, Seil

CD-ROM

Problemkarten:

Problem **als Motor für eine Veränderung** ***Welche steht an?***	**Problem** **zeigt, dass etwas fehlt** ***Was?***
Problem **erinnert an eine Art** **der Selbstfürsorge** ***Welche?***	**Problem** **zeigt Grenze auf** ***Welche?*** ***Wofür ist diese Grenze gut?***
Problem **hat Aufforderungscharakter** ***Wozu will es Sie bringen?***	**Problem** **als Schonung** ***Wofür wäre eine*** ***Überwindung gut?*** ***Wie wäre das Leben danach?***
Problem **hilft** ***Wobei?***	**Problem** **bremst bei einer Entwicklung** ***Wo?*** ***Weshalb?***
Problem **sichert eine spezielle Form** **der Aufmerksamkeit** ***Welche?*** ***Von wem?***	**Problem** **als Freund** ***Wem gegenüber?*** ***Wobei?***
Problem **als Schutz** ***Welcher Schutz*** ***würde ohne es wegfallen?***	**Problem** **als Anpassung** ***Welche Erwartungen*** ***hilft es zu erfüllen?***

Übung 3 | Teufelskreise in Engelskreise verwandeln

Themen: soziales Verhalten, Interaktionsmuster, Problemanalyse, Exploration, Anstoß für Veränderung
Anwendungsbereich: assoziativ Zugang zu Veränderungsmöglichkeiten finden und spielerisch Perspektiven wechseln

Anleitung:
Die Vorlage 3 von der Material-CD ausdrucken und verwenden.

Den Klienten bitten:
- sich einladen zu lassen auf einen Versuch, eine Sichtweise von Zusammenhängen und Wechselwirkungen zuzulassen („wie Dominosteine, die auch in eine andere Richtung fallen können"),
- das (soziale) Problem aktuell zu benennen und damit zu beginnen, die Kategorien der Vorlage durchzugehen.

Zur Auswertung:
Den Klienten beschreiben lassen, was er erlebt hat, was für ihn überraschend war.

Material: Teufelskreis und Engelskreis (Vorlage 3) , Notizblock, Stifte

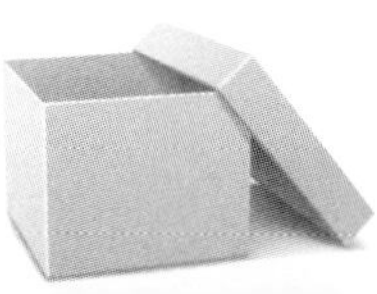

Teufels-und Engelskreis:

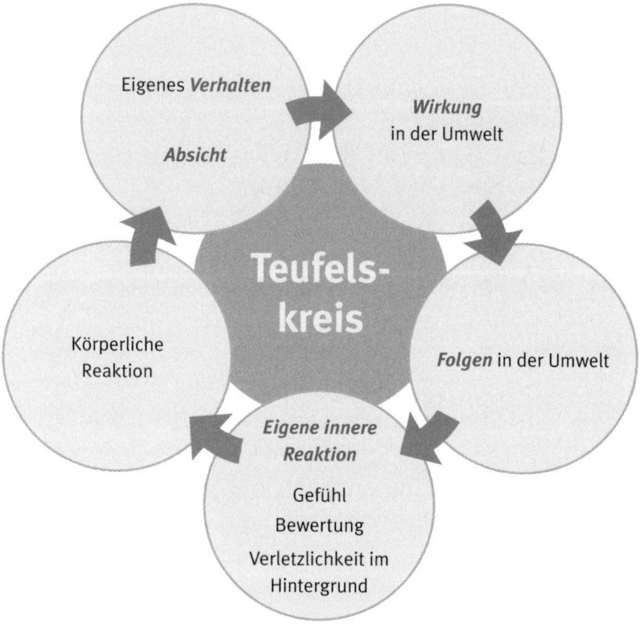

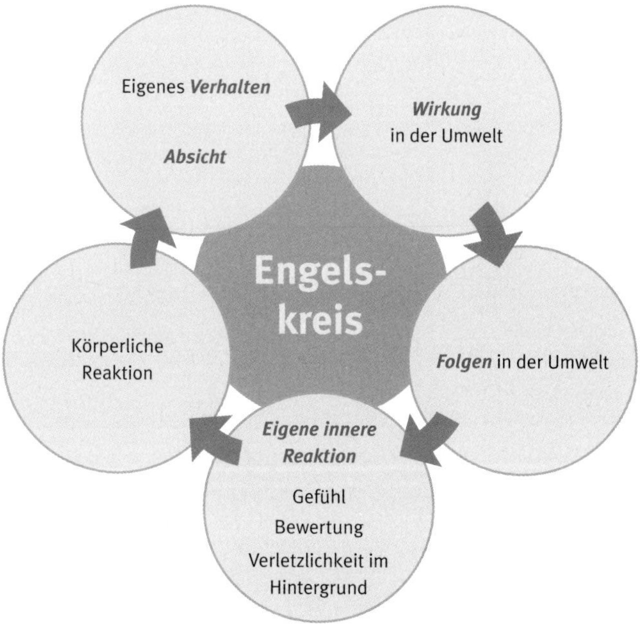

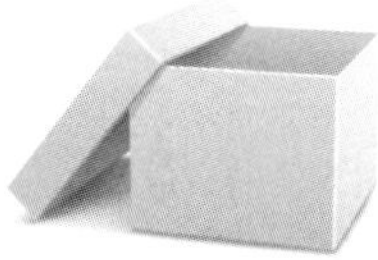

2. Entwicklung, Lebenslauf

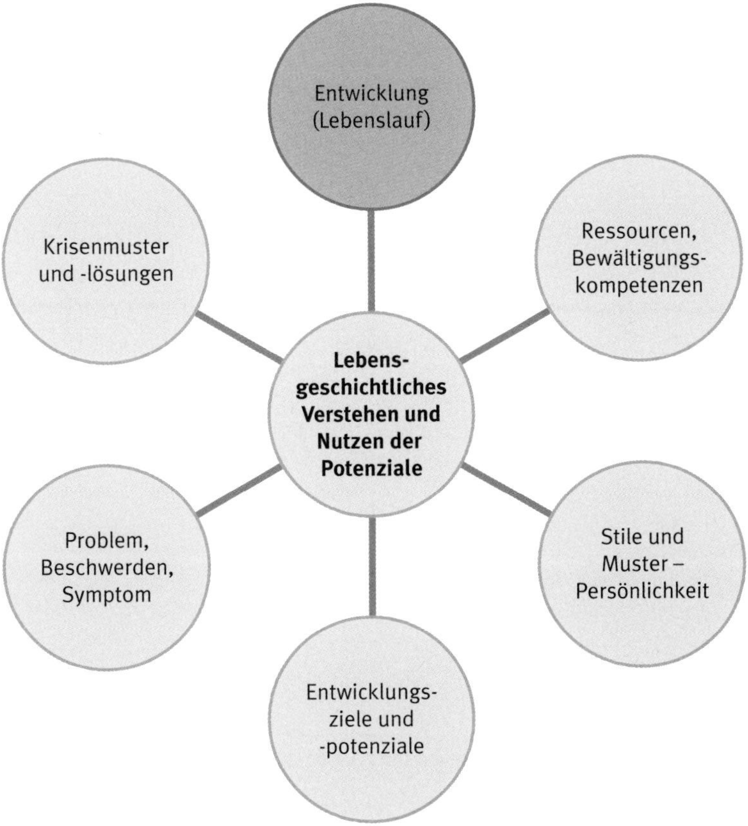

Die Beschäftigung mit lebensgeschichtlich relevanten Ereignissen, Phasen und Erfahrungen ist ein wichtiger Bestandteil von Diagnostik und Therapie.
In der systemischen Therapie wird an diesen Themen in der Regel mit Hilfe eines Genogramms gearbeitet.
Wir möchten dazu anregen, diese Arbeit durch eine gelegte Lebenslinie oder eine Lebensspirale anschaulich zu ergänzen.
Dies hat den Vorteil, dass verschiedene Themen, Muster, Ressourcen, die im Lebenslauf immer wieder eine Rolle spielten, sichtbar und erfahrbar gemacht werden können.

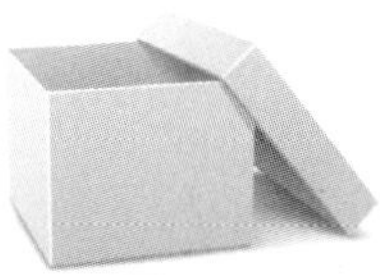

Im Laufe der therapeutischen Arbeit kann auf diese Veranschaulichung immer wieder zurückgegriffen, diese ergänzt und verändert werden.
So kann sich in einem kreativen Akt der Blick auf die eigene Geschichte wandeln und Impulse zur Musterunterbrechung und Veränderung können freigesetzt werden.

Übung 4 | **Lebenslinie**

Themen: Erfahrbar machen von lebensgeschichtlich relevanten Ereignissen, Phasen und Erfahrungen, Vorbereitung für Vertiefungen, Rahmen für weitergehende Übungen
Anwendungsbereich: Anamnese, Therapiebeginn

Anleitung:
Den Klienten bitten:
- Spuren, die sein Leben bisher geprägt und gestaltet haben, zu suchen, sich Zeit dafür zu nehmen, damit er auch seine emotionalen Erfahrungen und seine Konsequenzen erkennen kann,
- mit dem Seil eine Linie von links nach rechts (möglich wäre auch eine Spirale von innen nach außen) zu legen,
- intuitiv wichtige Abschnitte oder Ereignisse durch den Verlauf des Seils sichtbar zu machen,
- den erkennbaren Linienverlauf zu beschriften. Neben das Seil farbige Notizzettel legen: eine Farbe für Abschnitte, eine Farbe für besondere Ereignisse, eine Farbe für spezifische Erfahrungen (Gefühle, Merksätze).

Zur Auswertung:
Den Klienten bitten, den Lebenslauf zu betrachten (Zeit lassen) verbunden mit der Fragestellung: „Wie hat der Blick auf den Lebenslauf sich dadurch verändert?“.

Material: Seil und farbige Notizzettel

Ähnliche Übungen/Literatur: Vopel, Jänicke in: Fliegel, St., Kämmerer, A. (2006)
Retzlaff, R. (2008), Caby, F. u. A. (2009), Flückiger, Ch., Wüsten, G. (2009)

Übung 5 | **Arbeit mit der Lebensspirale**

Themen: Die lebensgeschichtlichen Ereignisse können in ihrer Entwicklung, Konstanz und Veränderung passend durch eine Spirale symbolisiert werden.
Anwendungsbereich: Anamnese, Beginn der Therapie, Arbeit an wiederkehrenden Themen, Erkennen von Mustern, Familienregeln, Zusammenhängen in der Entwicklung.
Setting: Einzeltherapie und zu bestimmten Fragestellungen auch Familientherapie

Anleitung:

Den Klienten bitten:

- auf der vorgegebenen Lebensspirale (Vorlage 4) zunächst seine Lebensjahre einzutragen (ein Ring entspricht einem Jahr/ bzw. mehrere Jahre bei höherem Alter),
- sich auf die Suche nach Spuren zu begeben, die sein Leben bisher geprägt haben (wichtige Abschnitte und Ereignisse, Beginn von wichtigen Beziehungen, Ausbildung, Arbeit, Wohnungswechsel, Krankheiten usw.),
- diese Lebensereignisse entsprechend zu den Lebensjahren einzutragen,
- sich dann für folgende Fragen Zeit zu nehmen: „Wie war diese Zeit? Wie waren die damit verbundenen Gefühle?“,
- die Lebensabschnitte durch die Kennzeichnung mit Farben passend zu den damit verbundenen Emotionen zu symbolisieren.

Zur Auswertung:

Den Klienten bitten, die so gestaltete Spirale auf sich wirken zu lassen, und sich mit folgenden Fragen zu beschäftigen: „Wie wirkt die Spirale? Was bewirken die Farben? Was hat sich verändert? Was hat sich wiederholt? Welche Muster werden deutlich? Was könnte dazu beitragen, dass sich Belastungen veränderten?“.

Alternative: Die Spirale mit kleinen Steinen legen oder auf einem großen Blatt aufmalen, die Ereignisse auf Kärtchen markieren.

Material: Eine passende Form der Lebensspirale (je nach Alter) (Vorlage 4) ausdrucken und zusammenkleben, alternativ: kleine Steine, ein großes Blatt.

Lebensspirale (hier verkleinert):

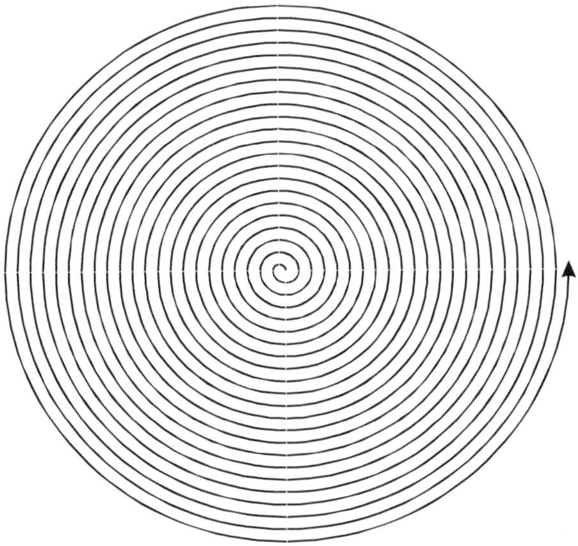

Weitere Anwendung: In der Familientherapie kann mit einer gemeinsamen Familienspirale gearbeitet werden. Ein Ring entspricht einem Jahr der Ehe bzw. Familiengründung. Wichtige Ereignisse werden wieder in die Spirale eingetragen. Die Familienmitglieder können sich über Gedanken und Gefühle, die mit den eingetragenen Ereignissen verbunden sind, austauschen.

Übung 6 | **Position in der Herkunftsfamilie**

Themen: Analyse des Beziehungssystems Herkunftsfamilie (Geschwisterposition – Erleben und Erfahrung, Wahrnehmung der spezifischen Rollenerfahrung, Stärken und Verwundbarkeiten, Untersuchung des Lebensverlaufes hinsichtlich Wiederholungstendenzen und kritischen Auslösern dieser Muster)
Anwendungsbereich: Anamnese, Familiendiagnostik, Erkennen von Mustern und Ausnahmen

Anleitung:
Den Klienten bitten:

- seine Herkunftsfamilie mit Spielfiguren aufzustellen (durch den Abstand der Spielfiguren kann er Nähe und Distanz ausdrücken),
- ausgehend von seiner Geburt, im chronologischen Verlauf die Veränderungen im System in den verschiedenen Phasen festzuhalten: Baby, Kleinkind, Schulkind, Jugendlicher, Erwachsener. (Mitgebrachte Fotos könnten verwendet werden.),
- sich zu überlegen, ob es neben der lebensgeschichtlichen Entwicklung andere Ereignisse gab, welche die Herkunftsfamilie beeinflussten, sie zu benennen und die Familie in den jeweiligen Phasen aufzustellen,
- für seine eigene Rolle in der Herkunftsfamilie Merkmale zu sammeln und aufzuschreiben,
- einen Satz für die Stärken in der Familie und einen Satz für die Risiken zu finden,
- weitere wichtige Beziehungen im Lebenslauf im chronologischen Verlauf darzustellen und wieder einen Satz für die Rolle in diesen Beziehungen zu finden,
- zu vergleichen, ob es ähnliche Muster in der Familie und außerhalb der Familie gab,
- nachzuspüren, wo es Ausnahmen gab, wo seine Rolle eine andere war.

Zur Auswertung:
Der Klient wird gebeten, die verschiedenen Lebensabschnitte zu betrachten und seine Rolle in der Herkunftsfamilie zu reflektieren und sich folgende Fragen zu stellen: „Was war für ihn gut (leicht), was schwer? Welche Rolle und welches Muster kann er gut annehmen, welche möchte er ver-

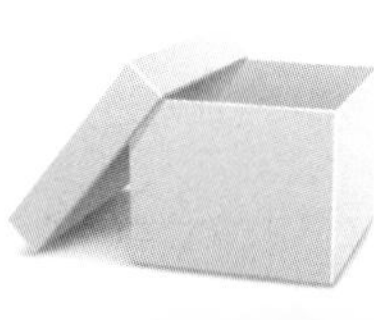

ändern? Was bedeuten die Ausnahmen, wenn er eine andere Rolle einnehmen könnte?“

Material: Spielfiguren, Notizzettel

Ähnliche Übungen/Literatur: Retzlaff, R. (2008).

Übung 7 | Das tue ich für Dich! Die Arbeit mit dem Genogramm und den Symbolkarten

Themen: Ähnlichkeiten/Unterschiede in der Familie, Koalitionen, Aufträge (Leidzustände und direkte bzw. indirekte Aufforderungen), Zuschreibungen (Identifizierung mit Bewertungen von Bezugspersonen)
Anwendungsbereich: Anamnese, Familiendiagnostik, Erkennen von Mustern und Ausnahmen
Setting: Einzeltherapie oder Familientherapie:

Anleitung:
Gemeinsam mit dem Klienten wird ein Genogramm mit Hilfe folgender Symbole erstellt: (auf einem großen Papier – möglichst DIN A3)

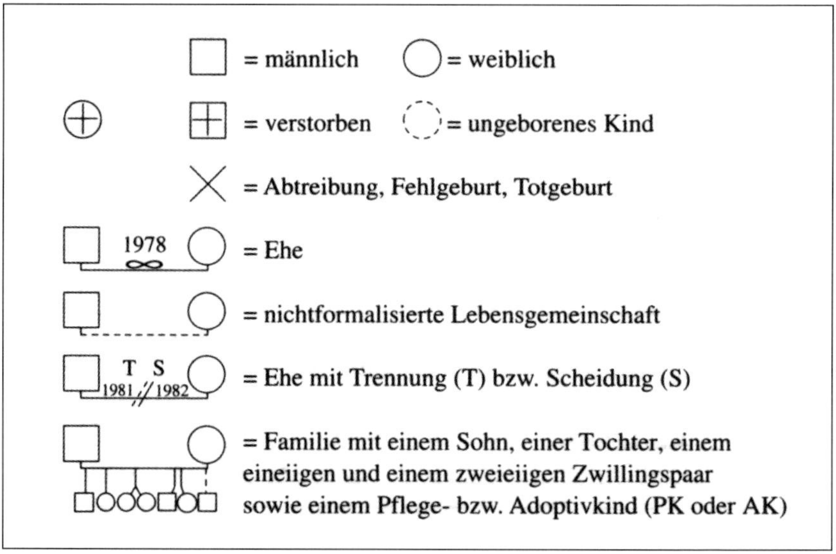

Symbolsprache des Genogramms

Quelle: Schlippe, A.; Schweitzer, J. (1996). Lehrbuch der systemischen Therapie und Beratung. S.130

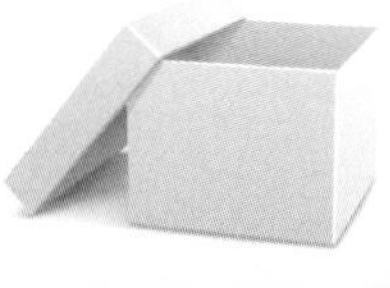

Nach Angaben des Klienten werden ausgehend von der Herkunftsfamilie weitere Verwandte und Ahnen eingezeichnet (Großeltern, Tanten, Onkel, angeheiratete Verwandte, Nichten, Neffen, Cousinen usw.)
Den Klienten bitten:

- zunächst Fakten einzutragen: Name, Geburtsdatum, Wohnort, Datum der Heirat der Scheidung, Ortswechsel, Krankheiten, Todesdatum, Berufe,
- des weiteren Ergänzungen zu notieren zu folgenden Bereichen: Eigenschaften der Familienmitglieder, Streitthemen, Trennungsgründe usw.,
- nach der Erstellung des Genogramms Ressourcen und Belastungen in der Familie Symbolen/Symbolkarten zuzuordnen.
- Dafür können sich die Symbolkarten zu dem Themen Ressourcen und Belastungen eignen (Vorlage 1).

Zur Auswertung:
Der Klient wird gebeten, das Genogramm und die Symbole/Symbolkarten zu betrachten und sich folgende Fragen zu stellen:
„Welche Ressourcen ähneln sich in der Familie? Wo häufen sich die Belastungen?“
„Wo wird ein Thema übernommen? Welche Themen kommen im Laufe der Zeit dazu?“.

Material: Symbolsprache des Genogramms (siehe oben) und Symbolkarten (Vorlage 1)

Ähnliche Übungen/Literatur:
Von Schlippe, A., Schweitzer, J. (1996)

Übung 8 | Was treibt mich an?

Thema: unerfüllte Sehnsüchte (Bedürfnisanalyse)
Anwendungsbereich: Anamnese, Familiendiagnostik, Überprüfung der unbewussten und bewussten Aufträge, der Lebenszufriedenheit, der Werte

Anleitung:
Den Klienten bitten:
- Aufträge, die andere ihm geben, auf Kärtchen zu schreiben,
- Aufträge, die er sich selbst gibt, auf weitere Kärtchen zu scheiben und diese zu vergleichen,
- zur Markierung des Platzes für seine Person (Fokus) eine Spielfigur zu wählen,
- die Auftragskarten mit Spielfiguren nach ihrer Bedeutung für sich um den Fokus herum anzuordnen. (Näher beim Fokus heißt größere Bedeutung),
- darauf zu achten, welche Aufträge besonders wichtig sind,
- aus der Werteliste (Vorlage 5) die Werte heraus zu schreiben, die für ihn besonders bedeutsam sind.

Zur Auswertung:
Den Klienten bitten, die Aufstellung der Aufträge noch mal mit dem aus der Werteliste benannten Werten zu vergleichen und ggf. zu verändern.

Weitere Anwendung:
In Familiensitzungen können aus dieser Liste drei Werte ausgewählt werden.
Die Familienmitglieder tauschen sich über Gemeinsamkeiten und Unterschiede in ihrer Werthaltung aus.

CD-ROM **Material:** Kärtchen, Spielfiguren in verschiedenen Größen, Werteliste (Vorlage 5)

Ähnliche Übungen/Literatur: Görlitz, G. (2005)

Werteliste:

- Akzeptanz
- Bescheidenheit
- Einfühlungsvermögen
- Fairness
- Freundlichkeit
- Geduld
- Gerechtigkeit
- Höflichkeit
- Leistungsbereitschaft
- Lernbereitschaft
- Nächstenliebe
- Offenheit
- Ordentlichkeit
- Pflichtbewusstsein
- Pünktlichkeit
- Rücksichtnahme
- Soziales Engagement
- Taktgefühl
- Toleranz
- Umweltbewusstsein
- Verantwortungsgefühl
- Verständnis
- Zuverlässigkeit

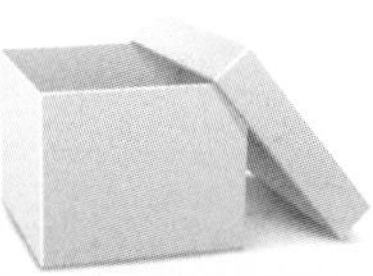

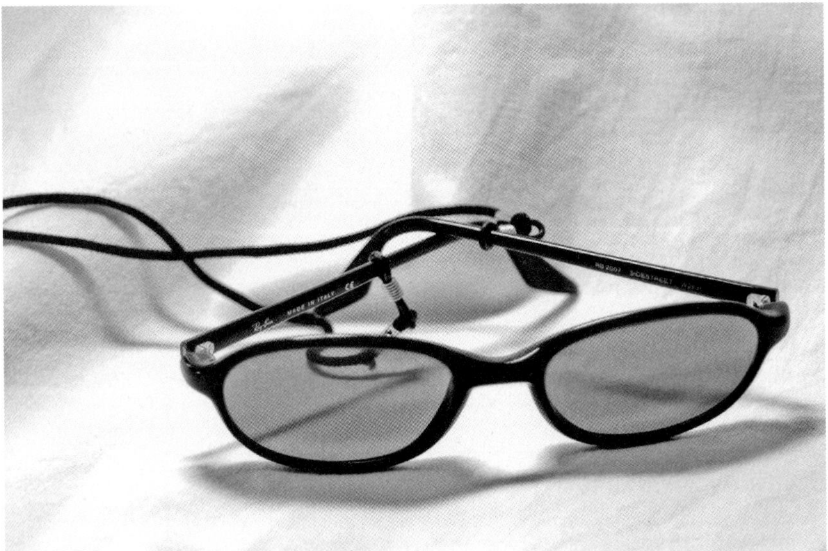
MADE IN ITALY

3. Ressourcen und Bewältigungskompetenzen

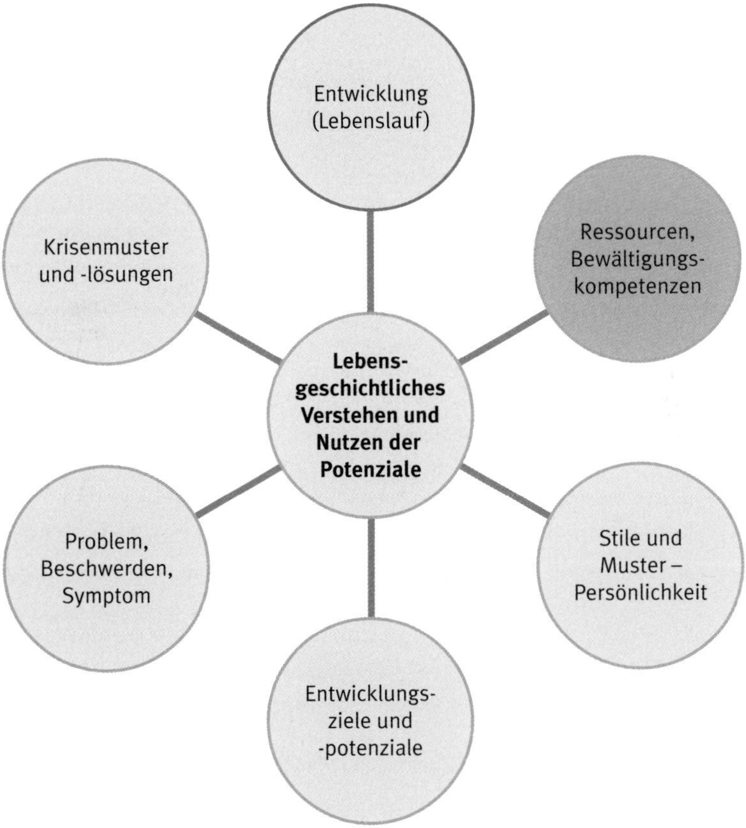

Eine Fokussierung auf Ressourcen und Entwicklungsmöglichkeiten erweitert den Rahmen therapeutischer Wirkungsweisen.
Man schafft einen positiven und motivierenden Bezugsrahmen für Klienten, deren bisherige Erfahrung v.a. von Stigmatisierung, Kritik, Etikettierung und Skepsis geprägt war (Begriffe von Risiko, Störung und Defizit).
Wenn man davon ausgeht, dass nicht die Erfahrungen an sich Menschen prägen, sondern vielmehr die Bedeutungen, die den Erfahrungen gegeben werden, dann fordert dies zur Untersuchung der Copingprozesse heraus.
Wie funktioniert Resilienz? Was lässt Ressourcen, Kompetenzen und protektive Einflüsse prognosefähig werden? Wer kann wann welche gebrauchen?

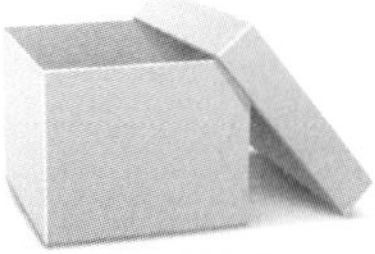

Ansatzstellen zur ressourcenorientierten Seite von Psychotherapie

1. Interventionsplanung
   a. Ressourcenaktivierung, die dann am erfolgreichsten ist, wenn sie die Bedürfnisse nach Autonomie, Selbstwirksamkeit (Kompetenz) und sozialer Eingebundenheit (Bindung) anspricht (siehe z. B. GRAWE 2000)
   b. Selbstwirksamkeitsüberzeugungen,
   realistische Kontrollüberzeugungen
   und Empathie, Verantwortungsbereitschaft, die Fähigkeit, Hilfe anzunehmen, zu thematisieren und zu fördern
   c. Erkennen und Aufsuchen von schützenden und stärkenden Menschen.

   Konkrete Umsetzung in der Gesprächsführung:
   - „Wo und wann hatten Sie das Gefühl, mit den eigenen Kompetenzen etwas erreichen zu können?"
   - „Welche Menschen tun Ihnen gut und helfen Ihnen?"
   - „Wann ist es auch nur ein wenig besser oder anders?"
   - „Angenommen, Sie dürften es sich jetzt schon mal vorstellen, wie es wäre, wenn es anders wäre, wie sähe das aus ... und wie würde es Ihnen dann gehen?"
   - „Wenn Sie diese schwierige Zeit einmal aus der Perspektive betrachten, dass die Krise ein Motor für Veränderung sein will, was für Möglichkeiten sehen Sie schon jetzt vor sich, wie es weitergehen könnte?"
   - „Ich sehe da für Sie folgende Perspektive ... Können Sie damit etwas anfangen?"
   - „Welche Zeiten in Ihrem Leben fallen Ihnen ein, wo Sie gespürt haben, welche Stärken Sie haben?"

2. Interventionen in der Familie und angrenzenden Systemen
   a. Verlässliche Bezugspersonen einbeziehen
   b. Förderung wertschätzender Bedingungen

3. Interventionen in der therapeutischen Beziehung
   a. Fokussierung auf Ressourcen erhöht die Therapiemotivation,
   b. Ressourcen fokussieren wie Vertrauen, mitfühlendes Verstehen, etc.

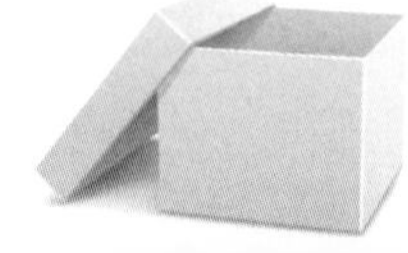

Übung 9 | **Ressourcenanalyse**

Thema: Ressourcen, die bereits im Leben zur Verfügung standen, bewusst **zu machen**
Anwendungsbereich: Ressourcendiagnostik, Ressourcenaktivierung in der Therapie und Beratung
Anleitung :
Den Klienten bitten:

- Erfolge und positive Erlebnisse, die ihn gestärkt haben, auf Kärtchen zu schreiben, (hierfür kann es sinnvoll sein, sich auf die Lebenslinie oder Lebensspirale (Vorlage 4) zu beziehen und die Ereignisse dort einzuordnen.),
- sich bewusst zu machen, welche Ressourcen er für seine Erfolge und positiven Erlebnisse nutzen und entwickeln könnte und diese aufzuschreiben,
- aus dem Stapel der Symbolkarten (Vorlage 1) Karten auszusuchen, die diese Ressourcen symbolisieren (Alternative: Symbole aussuchen oder aufmalen),
- die Symbole/Symbolkarten um eine Spielfigur, die er für sich gewählt hat (Fokus), anzuordnen, (Nähe oder Distanz zum Fokus symbolisiert die Verfügbarkeit der Ressourcen).

Zur Auswertung:
Den Klienten anregen, die Bilder auf sich wirken zu lassen. Ergeben die Symbole/Symbolkarten ein Gesamtbild? Was kann er entdecken?

Material: Symbolkarten (Ressourcen) (Vorlage 1), zusätzlich freie Karteikarten fürs Beschriften und Bemalen, Lebenslinie oder Lebensspirale (Vorlage 4), Spielfigur

Eine ähnliche Übung, die allerdings durch die Vorgabe der Ressourcen gelenkt wird, ist die Ressourcensammlung.

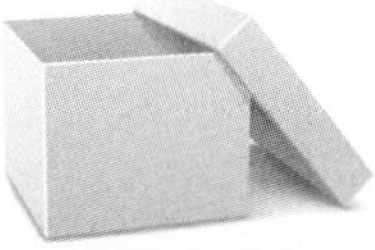

Übung 10 | Ressourcen sammeln

Thema: Bewusstmachung und Symbolisierung der eigenen Ressourcen
Anwendungsbereich: Anamnese, Ressourcendiagnostik, Anregung sich mit den eigenen Ressourcen und ihrer Gewichtung auseinanderzusetzen
Setting: Einzeltherapie ab Jugendlichenalter, Familientherapie

Anleitung:
Den Klienten bitten:
- aus der unten (verkleinert) abgedruckten Liste Ressourcen anzukreuzen, die er zur Verfügung hat (Vorlage 6),
- diese Ressourcen lebensgeschichtlichen Ereignissen zuzuordnen (berichten lassen),
- die Ressourcen einzuteilen/zu markieren nach Ressourcen, die er nutzen kann, damit Erhaltenswertes so bleibt, und in Ressourcen, die ihm für Veränderungen zur Verfügung stehen,
- die für ihn wichtigsten (drei bis fünf) Ressourcen auszuwählen,
- Symbole/Symbolkarten (Vorlage 1) diesen wichtigsten Ressourcen zuzuordnen,
- diese Symbole/ Symbolkarten um eine Spielfigur, die er für sich gewählt hat, anzuordnen (Fokus). (Nähe oder Distanz zum Fokus symbolisiert die Verfügbarkeit der Ressourcen.)

Zur Auswertung:
Den Klienten bitten:
- das Bild auf sich wirken zu lassen. Ergeben die Symbole/Symbolkarten ein Gesamtbild? Was kann er entdecken? In welchen Situationen hatte der Klient welche Ressourcen zur Verfügung? Welche Ressourcen halfen ihm bei Belastungen/Krisen?

Ressourcenliste:

- Familie
- Herkunft/Wurzeln
- Freunde
- Liebe
- Sexualität/Erotik
- Hilfsbereitschaft
- Verantwortung
- Schutz/Vertrauen
- Einfühlungsvermögen/ Empathie
- Spaß/Freude
- Gutes Aussehen
- Hoffnung
- Wagnis/Mut
- Geduld
- Kraft
- Würde
- Flexibilität
- Offenheit

- Fantasie
- Kreativität
- Hobbys/Interessen
- Begabungen
- Intelligenz
- Selbstbewusstsein
- Kontaktfähigkeit
- Leistungsfähigkeit
- Beruflicher Erfolg
- Einkommen/Besitz
- Sport/Bewegung
- Freude am Naturerleben
- Freude an schönen Dingen
- Reiselust/Abenteuerlust
- Entspannung
- Gesundheitsfürsorge
- Glaube/Spiritualität
- Selbsthilfe

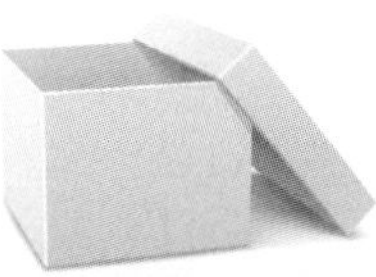

Diese Ressourcen können folgenden Bereichen zugeordnet werden:

Soziale Kompetenz
Soziale Einbettung
Familiäre Einbettung
Emotionale Offenheit
Optimismus, Glück, Sinnerleben
Handlungskompetenz
Fähigkeit zur Bewältigung alltäglicher Belastungen
Fähigkeit zum autonomen Denken und Handeln
Selbstwerterleben
Motivation zur Selbstreflektion
Motivation zum Lernen
Offenheit in der Kommunikation
Phantasie und Kreativität
Intellektuelle Begabung
Hobbys und Interessen
Akzeptanz eigener Bedürfnisse

Material: Sammlung Ressourcen (Vorlage 6), Symbolkarten (Ressourcen) (Vorlage 1), Spielfigur, Symbole

Ähnliche Übungen/Literatur: Trösken, A., Grawe, K. (2003) in: Schemmel, H.; Schaller, J. (Hrg.)

Übung 11 | **Ressourcenbefragung**

Thema: Welche Ressourcen nehmen andere wahr?
Anwendungsbereich: Ressourcendiagnostik, Vergleich der Fremdwahrnehmung mit der Eigenwahrnehmung von Ressourcen
Setting: Einzeltherapie oder in Form einer Familiensitzung

Anleitung:
Bei dieser Übung ist es sinnvoll, vorher die Übung 10 durchgeführt zu haben, da so die Eigenwahrnehmung mit der Fremdwahrnehmung verglichen werden kann.
Den Klienten bitten:
- seinen Namen in den unten aufgeführten Fragenkatalog einzutragen und von einer Person, die ihm nahe steht, ausfüllen zu lassen,
- die selbst ausgesuchten Ressourcen (Übung 10) mit der Fremdwahrnehmung zu vergleichen,
- für die neu hinzugekommenen Ressourcen auch Symbole/Symbolkarten (Vorlage 1) auszusuchen und das neue Bild auf sich wirken zu lassen.

Zur Auswertung:
Den Klienten fragen, welche von den neuen Ressourcen er annehmen kann, welche ihm fremd sind.

Material : Fragebogen (Fragen nach den Ressourcen, Vorlage 7), Symbolkarten (Vorlage 1), Symbole

Weitere Anwendungsmöglichkeit: Die Ressourcenbefragung kann auch direkt in Form einer Familiensitzung stattfinden.

Fragen nach den Ressourcen:

Beschreiben Sie bitte 3 Stärken/Ressourcen, die Sie bei

.... besonders wahrnehmen:

In welchen Situationen nehmen Sie sie wahr?

Welche Stärken/Ressourcen kennen Sie von ....,

die er/sie nicht so oft zeigt?

Auf welche Stärken/Ressourcen von ....

können Sie sich immer verlassen?

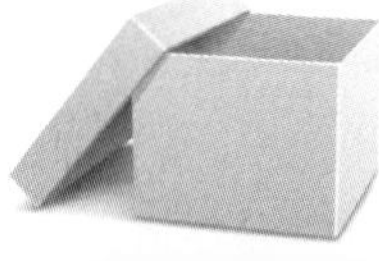

Übung 12 | **Ressourcen in die Hand legen**

Thema: Ressourcenaktivierung der Familie
Anwendungsbereich: Ressourcenaktivierung, Überprüfung der Selbst- und Fremdwahrnehmung in Bezug auf Ressourcen
Setting: Familientherapie/Familienberatung

Anleitung:
Die Familienmitglieder bitten:
- die Hand eines jeden Familienmitglieds abzumalen,
- jeweils fünf Ressourcen eines Familienmitglieds gemeinsam zu sammeln und in das Bild von den einzelnen Fingern zu schreiben,
- (als Hilfe kann die Sammlung der vorgegebenen Ressourcen der Familie gezeigt werden, (Vorlage 6)),
- sich über die Ressourcen auszutauschen (was ist neu?),
- die Ressourcenhände aufzubewahren (eventuell aufzuhängen),
- wenn es zu Streit, Kränkungen, Abwertungen kommt, sich wieder an die Ressourcen zu erinnern.

Zur Auswertung:
Gemeinsam können sich die Familienmitglieder darüber austauschen, welche Ressourcen für den Veränderungsprozess der Familie besonders wichtig sind und welche Ressourcen dafür sorgen, dass die Familie das behalten kann, was ihr gut tut.

Material: Sammlung Ressourcen (Vorlage 6), Papier DIN A4

CD-ROM

Übung 13 | Ressourcenlotto

Thema: Ressourcenaktivierung der Familie
Anwendungsbereich: Ressourcenaktivierung, Ressourcendiagnostik
Setting: Familientherapie/Familienberatung

Anleitung:
Die Familienmitglieder bitten:
- eine Ressource, die sie oft zur Verfügung haben, die sie gut nutzen können, auf ein Kärtchen zu schreiben,
- die Kärtchen verdeckt in die Mitte zu legen,
- jeweils eine Karte zu ziehen, diese zu lesen.

Zur Auswertung: können die Familienmitglieder dann folgende Frage beantworten:
„Was kann ich mit der Ressource anfangen, die so „unverhofft" zu mir gekommen ist?"

CD-ROM

Material: Sammlung Ressourcen (Vorlage 6), Kärtchen

Ähnliche Übungen, Literatur: Vogt-Hilmann, W., Burr, W. (1999)

Übung 14 | **Selbstwirksamkeit**

Themen: Bewusstmachung von Situationen in der Lebensgeschichte, in denen die Selbstwirksamkeit in Form von erfolgreicher Einflussnahme sichtbar wurde
Anwendungsbereich: Zugänge finden zur eigenen Selbstwirksamkeit
Setting: Einzel- und Familientherapie ab 10 Jahre

Anleitung:
Den Klienten bitten:
- in der Lebensspirale (Vorlage 4)/oder Lebenslinie Situationen zu markieren (bzw. auf Notizzettel zu notieren), bei denen er erfolgreich Einfluss genommen hatte,
- die Situationen zu erzählen und sich an die damit verbundenen Gefühle zu erinnern und diese auch aufzuschreiben,
- Symbolkarten (Symbole) auszusuchen oder aufzumalen, die zu den Gefühlen passen.

Zur Auswertung:
Der Klient wird angeregt, sich regelmäßig an das Symbol zu erinnern. Dafür kann ein Ritual vereinbart werden.
Material: Symbolkarten (Vorlage 1), Symbole, Notizzettel, Lebensspirale (Vorlage 4) oder Lebenslinie

CD-ROM

Übung 15 | Meine Interessen und Vorlieben – Das macht und machte mir Freude!

Thema: Einbettung der Interessen und Vorlieben in die Lebensgeschichte
Anwendungsbereich: Anamnese, Biografiearbeit

Anleitung:

Den Klienten bitten:

- beginnend mit der jüngeren Kindheit Interessen, Vorlieben, Hobbies, Sport, Aktivitäten (all das, was Freude bereitet hat und bereitet) zu notieren und sie in die Lebensspirale (Vorlage 4) einzutragen und sie auf diese Weise bestimmten Altersabschnitten zuzuordnen (oder auf Notizzetteln zu notieren und neben eine aufgezeichnete oder mit einem Seil gelegte Lebenslinie zu dem entsprechenden Lebensalter zu legen).
- den Aktivitäten Farben oder Symbole/Symbolkarten (Vorlage 1) zuzuordnen.

Zur Auswertung:

Der Klient wird angeregt im Überblick wahrzunehmen, was er alles an freudebringenden Aktivitäten schon erlebt hat, wo es Kontinuität gab, welche er aufgegeben hat und welche er wiederbeleben möchte.

CD-ROM

Material: Notizzettel, Lebensspirale (Vorlage 4) Symbole/Symbolkarten (Vorlage 1), ggf. Seil

4. Krisenmuster und -lösungen

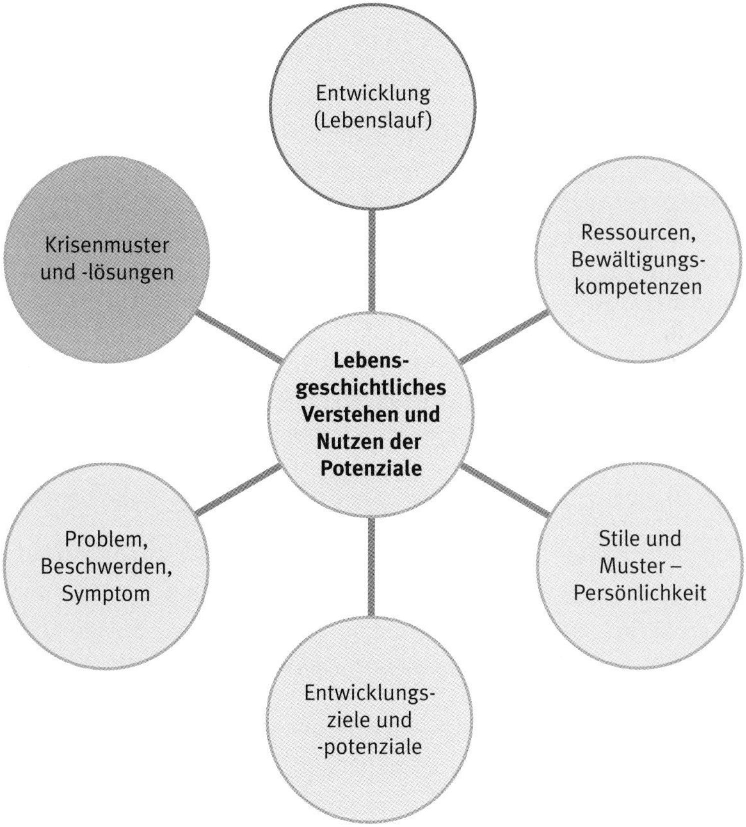

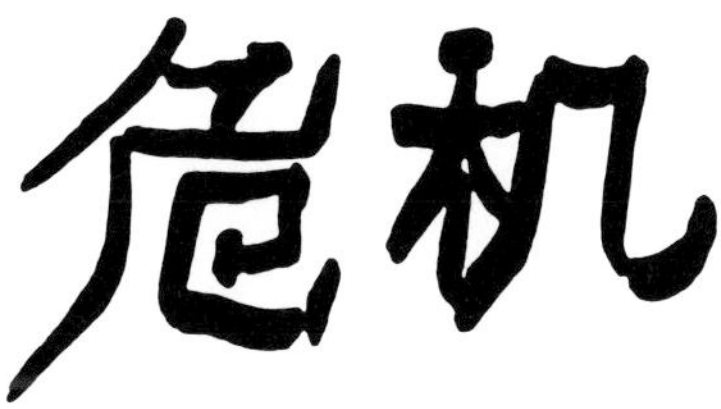

Erläuterung zur Abbildung: Die chinesischen Zeichen für Krise/Unglück setzen sich zusammen aus einem Zeichen für Gefahr und einem für Gelegenheit

Krisen als Motoren für Entwicklung und Veränderung

Die Perspektive von Dynamik für Wandlung durch eine Krise beinhaltet mehrere allgemeine, hilfreiche Aspekte:

- eine Öffnung bezüglich Zeit und Lösung weg von der Fixierung auf die Einengung/Hilflosigkeit,
- eine Metaperspektive, die zu Distanz verhelfen kann,
- eine Umdeutung im Sinne einer positiven Bedeutungsgebung,
- eine Anregung für positive Erwartungen und Zuversicht,
- eine Suchanregung für Sinnhaftigkeit,
- ein korrigierendes Beziehungsangebot, in dem ruhig, akzeptierend, anteilnehmend begleitend, Kompetenz und Selbstverantwortung erwartend und haltgebend geholfen wird.

Krisen und Zuspitzungen in der Therapie mit den Klienten verstehen und einschätzen zu versuchen, induziert o. g. Effekte. Häufig ist es dafür zunächst nötig, dem Klienten deutlich zu machen, dass man Anteil nimmt und sein Leid/seine Klage ernst nimmt.

- Und dann z. B. die Beobachtung und die Erfahrung in **einen weiteren Kontext zu betten:**
- z. B. „... weil ich es schon häufig so erlebt habe, frage ich mich jetzt, ob es darüber hinaus hilfreich sein kann, diese Krise als einen Hinweis zu verstehen, der, wenn wir ihn richtig verstehen und nutzen können – vielleicht noch nicht heute – entscheidend für einen Fortschritt werden würde ...“,
- und die Krise zu **externalisieren** (um sie leichter und Schritt für Schritt zu verinnerlichen). Hier einige Beispiele:
  - durch eine symbolische Repräsentanz (einen Namen, einen Gegenstand, einen Platz, Qualitäten, einen Anteil von sich auf einem Stuhl ...),
  - durch das Sprechenlassen des Anteils/ der Repräsentanz,
  - durch die Suche nach einer Wiederholung (woher ist das bekannt?),
  - durch die Suche nach der zu korrigierenden Erfahrung/der Gefahr der Bestätigung alter Erfahrungen und Bewältigungsmuster (das zugrunde liegende Motiv/ die beteiligte Angst/ die erlernte Reaktion).

Ziel ist es, die Erfahrung im Hier-und-Jetzt neu und positiver bewältigbar zu machen. Z. B. „Wie fühlen Sie sich jetzt? Was ist neu oder anders? Was bewirkt das in Ihnen?“

Literatur

Kast, V. (2000).

Übung 16 | **Von den Krisen lernen**

Themen: Entwicklung im Zusammenhang von Krisen und Ressourcennutzung, Reflexion alter Belastungen und Copingmuster, Förderung von Motivation und Zuversicht
Anwendungsbereich: Diagnostik, Selbstexploration, Analyse von individuellen Krisenverläufen und ressourcenorientierte Nutzbarmachung für die Therapie/Beratung

Anleitung:
Den Klienten bitten:
- sich einladen zu lassen, aus seinen bisherigen Krisen für jetzt und später zu lernen,
- sich zu fragen: „Welche Krisen wurden bisher erlebt? Wann? Was hat sie ausgelöst? Welche Themen und Ängste werden darin sicht- und spürbar?“,
- eine Zeitlinie oder -kreis (z. B. gelegt mit einem Seil) und dazugelegten Notizzetteln mit Stichworten (oder Symbolen) zu visualisieren,
- sich zu fragen: „Welche Ressourcen (Schutzfaktoren) haben geholfen, sie zu bewältigen?“,
- den Ressourcen auf einem Notizzettel Namen zu geben (möglich ist eine Anleitung, nach der unter folgenden Aspekten gesammelt wird: emotional/kognitive Ressourcen, soziale Ressourcen (Beziehungen), ressourcenaktivierende Situationen, körperliche Ressourcen, Verhaltensweisen als Ressourcen),
- sich zu fragen: „ Welche nützliche Erfahrung/Stärke ist durch die Bewältigung der jeweiligen Krise gefördert worden?“,
- diese Stärken zu benennen und mit Glassteinen und Notizzetteln im Lebenslauf zu markieren,
- sich zu fragen, welches Sensibilitäts- und Verwundbarkeitsthema sich mit dem aktuellen Abstand in den benannten Krisen erkennen und ableiten lässt?
- (Hierzu die Listen „Bedürfnisse“ und „Verwundbarkeit“ (Vorlage 8) benutzen).

Zur Auswertung:
Der Klient kann sich fragen, was er in Bezug auf diese Sensibilität aktuell und in Zukunft gut gebrauchen kann? Welches **Bedürfnis** ist ihm dafür am wichtigsten zu versorgen? (Vorlage 8)

Material: Seil, Notizzettel, Glassteine, Listen: Bedürfnisse/Verwundbarkeit (Vorlage 8)

CD-ROM

Liste Verwundbarkeit:

- **Ich habe mich unerwünscht gefühlt**
- **Ich fand die Welt unberechenbar**
- **Ich habe mich allein gefühlt**
- **Ich musste Außerordentliches leisten, um gesehen zu werden**
- **Ich musste so sein, wie man mich wollte**
- **Ich musste mich unterordnen, durfte nichts für mich beanspruchen**
- **Ich hatte das Empfinden, nichts wert zu sein**
- **Ich fürchtete das Chaos**
- **Ich fürchtete überfordert zu sein**
- **Ich fürchtete Leere**
- **Ich fürchtete Spannungsarmut**
- **Ich wusste nicht, wer ich wirklich bin**
- **Ich fühlte mich durch Verlust bedroht**

Liste Bedürfnisse:

- **Willkommen sein**
- **Dazu gehören**
- **Geborgenheit**
- **Wärme**
- **Schutz**
- **Sicherheits**
- **Liebe erhalten**
- **Aufmerksamkeit**
- **Beachtung**
- **Empathie**
- **Verständnis**
- **Wertschätzung**

Übung 17 | **Belastungen erkennen**

Themen: Bewusstmachen von Belastungen und ihrer Bedeutung für das gegenwärtige Leben und Finden von Entlastungen
Anwendungsbereich: Analyse der Belastungen, Lösungsorientierung

Anleitung:
Den Klienten bitten:
- aus der Liste (Vorlage 9) Belastungen auszusuchen, die für sein Leben bedeutsam sind, und Symbole/Symbolkarten aus der Sammlung (Vorlage 1) für diese Belastungen auszuwählen (oder aufzumalen),
- das Bild auf sich wirken zu lassen und ordnend die Belastungen zu bewerten und über sie zu reden,
- in einem Kreis die Belastungen, wie Pizzastücke, einzutragen (große Belastungen sind große Pizzastücke),
- ebenso in einem weiteren Kreis, als Pizzastücke, die Entlastungen einzutragen, die helfen, die Belastungen zu meistern,
- zur Veranschaulichung der Entlastungen Symbolkarten aus der Sammlung (Vorlage 1) auszuwählen /oder aufzumalen,
- die beiden Kreise zu betrachten und zu bewerten,
- in zwei neuen Kreisen seine Wünsche einzutragen, was soll sich verändern?

Zur Auswertung:
Der Klient wird gebeten, das Bild zu betrachten und sich die Frage zu stellen:
„Was kann ich für die Veränderung tun?".

Die gesammelten Belastungen berühren die Grundbedürfnisse eines Menschen. Nach Grawe (2004) sind diese: **Orientierung und Kontrolle, Lustgewinn und Unlustvermeidung, Selbstwert und Selbstschutz, Bindung.**

Material:
Liste Belastungen (Vorlage 9), Kreise zur Einteilung von Belastungen/Entlastungen, Symbolkarten (Vorlage 1)

Ähnliche Übungen/Literatur: Grawe, K. (2004)

Liste der Belastungen:

- Unfall
- Verlust
- Tod
- Trauer
- Krankheit
- Ablehnung
- Benachteiligung
- Ausgrenzung/ Ausgeschlossen werden
- Zurückweisung
- Kritik
- Bedrohung
- Angst
- Gewalt
- Stress
- Armut
- Einsamkeit
- Arbeitslosigkeit
- Misserfolg
- Unterdrückung
- Schuldgefühle/ Schuldzuweisungen
- Sucht
- Überempfindlichkeit
- Grenzen
- Trennung/Scheidung
- Hausbau/Umzug

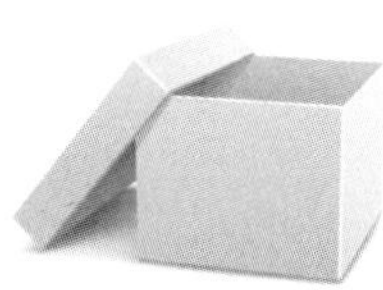

Übung 18 | Das habe ich geschafft! (Krisenbewältigung)

Themen: Bewusstmachung der Ressourcen, die geholfen haben, Krisen zu bewältigen/zu überstehen
Anwendungsbereich: Lösungsorientierung, Fokussierung auf Ressourcen, die im Notfall immer zur Verfügung stehen

Anleitung:
Den Klient bitten:
- den Lebenslauf mit der Schnur (wellenförmig) zu legen. Krisen bedeuten eine Welle nach unten, je nach Schwere der Krisen werden die Wellen größer gelegt,
- die Krisen zu benennen und Stichwörter für die Krisen auf den Notizzettel aufzuschreiben (z. B. Trennung, Krankheit),
- auf Notizzettel dann die Ressourcen zu notieren, die geholfen haben, die Krisen zu bewältigen (bzw. zu überstehen),
- Symbole oder Symbolkarten (Vorlage 1) auszusuchen für die Krisen/Belastungen und die Ressourcen.

Zur Auswertung:
Der Klient wird gebeten, das Bild auf sich wirken zu lassen und die Ressourcen besonders zu würdigen, auf die er sich in Krisen immer verlassen kann.

Variante bei einer aktuellen Krise:
Den Klienten bitten:
- Ressourcen auszuwählen, die ihm helfen können, die aktuelle Krise zu bewältigen,
- seine aktuelle Position im Lebenslauf (gelegt mit der Schnur – siehe oben) zu markieren (mit einer Spielfigur),
- dann den Punkt in der Zukunft zu benennen, wann er denkt mit Hilfe der Ressourcen die Krise bewältigt zu haben,
- zusätzlich noch einen sogenannten Schmunzelpunkt zu markieren, das ist der Zeitpunkt, an dem er schon soweit über die Krise hinweg ist, dass er darüber lachen kann.

Zur Auswertung:
Den Klient bitten, an der Schnur entlang zu gehen, von seinem aktuellen Punkt weiter hin zu dem Punkt, wenn er die Krise überwunden hat und zu dem sogenannten Schmunzelpunkt, um probehandelnd zu erfahren, wie er sich an diesen Punkten in der Zukunft fühlen könnte.
Die Symbolkarten, die die hilfreichen Ressourcen symbolisieren, können als Ausdruck dem Klienten mitgegeben werden, als Helfer zur Krisenbewältigung.

Material:
Schnur, Symbolkarten (Vorlage 1), Notizzettel, Spielfiguren

Ähnliche Übungen/Literatur: Nemetschek, P. (2006)

5. Stile und Muster („Persönlichkeit“)

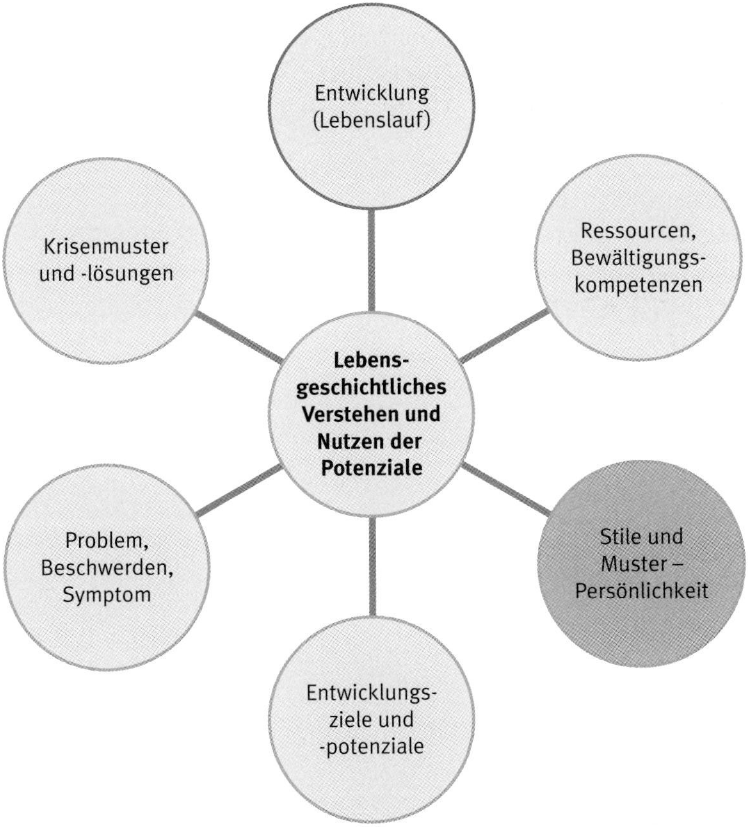

Begriffe wie „Charakter“, „Typ“, „Stil“ und Persönlichkeitsstruktur beschreiben kohärente, über Situationen und Zeiten hinweg konstante Muster.

Die Autoren folgen aktuellen Diskussionen, in denen „Persönlichkeit“ als Konstrukt und kommunikatives System verschiedener Anteile betrachtet wird. In diesem Konstrukt bilden sich langfristige Erfahrungen wie persönliche Konzepte und Grundannahmen ab.

Kritisch an diesen Konzepten sind ihre Unschärfe und implizite Annahmen zur Dauer sowie die bewerteten Abweichungen von sozialen Normen. Hier

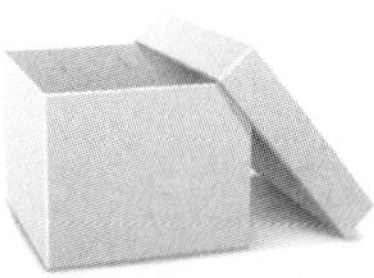

sollen überdauernde Interaktionsstile hinsichtlich ihrer Flexibilität und Funktionalität bearbeitbar gemacht werden.
Durch die Forschungen zur Traumabehandlung wurden psychotherapeutische Ansätze erforscht und gestärkt, in denen nach Beeinflussung von Anteilen und einer günstigen Kommunikation zwischen diesen inneren Seiten gestrebt wird: respekt- und humorvoll.
Diese Erfahrungen fließen in den Übungsideen ein.

Literatur:
Fiedler, P. (1994); Lieb, H. P (2009); Merod, R. (Hg.) (2005).

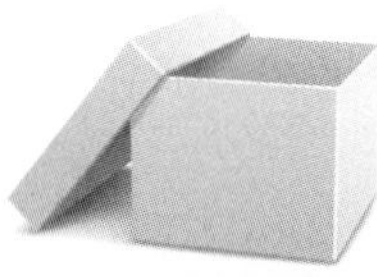

Übung 19 | **Lebensstil**

Themen: Stile, Muster, dauerhafte Zuschreibungen und Verhaltensweisen
Anwendungsbereich: sich mit überdauernden Aspekten der eigenen Persönlichkeit und Lebensführung auseinandersetzen; Einstieg; Überblick; vertiefende Phasen von Psychotherapie und Beratung; Vorbereitung einer wertschätzenden vertieften Selbstreflexion

Anleitung:
Den Klienten bitten:
- Symbole für die eigenen Stile und Muster zu finden und vor sich zu platzieren,
- oder sich Zeit zu nehmen, um an sich „typische" Symbole (Kleidung, Tascheninhalt, usw.) zu finden, die etwas wiedergeben von dem, was zur eigenen Art gehört (eventuell Zettel für nicht Vorhandenes Wichtiges benutzen),
- die Symbole zu erläutern und gemeinsam mit dem Therapeuten Bedeutungen zu erfassen (Notizen machen lassen),
- zu versuchen die Perspektive zu wechseln: Rollenwechsel in eine wichtige Person, Wechsel des Stuhles bzw. Standortes, diese soll die gefundenen Symbole kommentieren und fehlende ergänzen.

Zur Auswertung:
Den Klienten bitten, mit innerer Achtsamkeit und ohne Worte, Eindrücke zu sammeln.
Der Therapeut fragt emotionale, kognitive Reaktionen und Impulse ab und hört nicht wertend zu.

Material: Symbole, Zettel, Stifte, Stühle

Übung 20 | **Selbstbild(er)**

Themen: Arbeit mit Selbstverbalisationen und Beschreibungen der eigenen Persönlichkeit, Bewusstmachung und kreative Erweiterung bzw. Vertiefung der Selbsterfahrung unter ressourcenorientierter Perspektive
Anwendungsbereich: Bearbeitung von persönlichen Stilen und Mustern, bestehenden Selbsteinschätzungen, einengenden Sichtweisen und Zuschreibungen

Anleitung:
Den Klienten bitten:
- sich in einer leichten Entspannungsübung einzustimmen,
- ein Bild zu malen mit einem Tier, das ihm spontan einfällt,
- dieses Tier assoziativ zu beschreiben (auf Zetteln die Beschreibungen/Eigenschaften zu sammeln, möglichst in Adjektiv-Form),
- Ähnlichkeiten/Unterschiede in Bezug auf das Tier zu beschreiben,
- noch ein Bild zu malen mit dem Thema: „Welches Tier könnte das erste Tier ergänzen?“
- dann das Bild, wie oben, auf sich zu beziehen.

Zur Auswertung:
Den Prozess des Malens beschreiben lassen, eventuell Rückmeldungen über Beobachtungen geben, eventuell eigene Assoziationen einflechten, das Erleben und das Interessanteste beschreiben lassen.

Material: Papier, Stifte

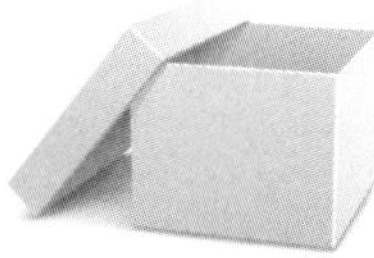

Übung 21 | Ent-Wicklung der persönlichen Muster

Thema: Auseinandersetzung mit Anteilen und deren Entwicklung
Anwendungsbereich: Vertiefung der Bearbeitung von Schemata, Bearbeitung von Selbstschutzmechanismen in der Traumatherapie

Anleitung:
Den Klienten bitten:
- sich zu entspannen mit einer Übung zur Achtsamkeit,
- assoziative Gedanken zu sammeln zu folgenden Stichworten, sie jeweils kurz gefasst auf einem Blatt Papier notieren:
  1. Zu sog. **Überlebensregeln**:
     „Was bedrängt, stresst, ängstigt am stärksten? Wie gehe ich damit meistens um?“ (siehe Liste Verwundbarkeit, Vorlage 8),
  2. Zu den **Interaktionsreaktionen**:
     „Wie erleben dieses Verhalten mir nahestehende Personen? Wie reagieren sie dann?“,
  3. **Beziehungsmuster**:
     „Wie stelle ich mich in Beziehungen ein und dar? Welche Rolle ist mir am bekanntesten? (stark/schwach; gut/böse; Held/Verlierer; ...)“,
  4. **Verletzlichkeit** und **Schutz**:
     „Was hat früher am stärksten zu Krisen geführt? Was hat mir/wie habe ich mir am besten geholfen?“.
- Die gesammelten Aspekte zeitlich auf dem Boden ordnen: Vergangenheit, Gegenwart -und für die gewünschte Zukunft Ziele formulieren.

Zur Auswertung
Das Bild betrachten und über die bedeutenden Aspekte sprechen.

Materialien: Schreibblätter, Stifte, Liste Verwundbarkeit (Vorlage 8)

CD-ROM

Ähnliche Übungen/Literatur: McGoldrick, M. (2003), Schulz von Thun, F. (1998), Reddemann, L. (2009)

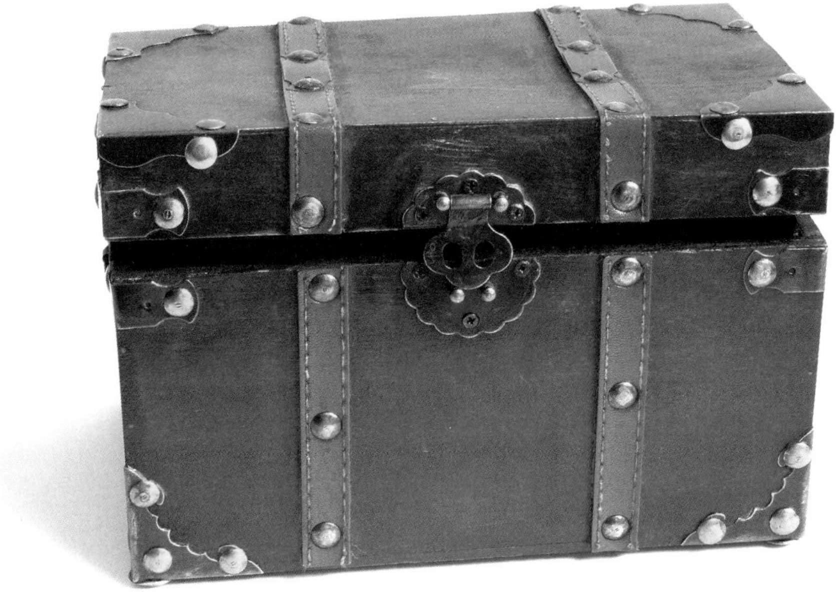

6. Entwicklungsziele und -potentiale

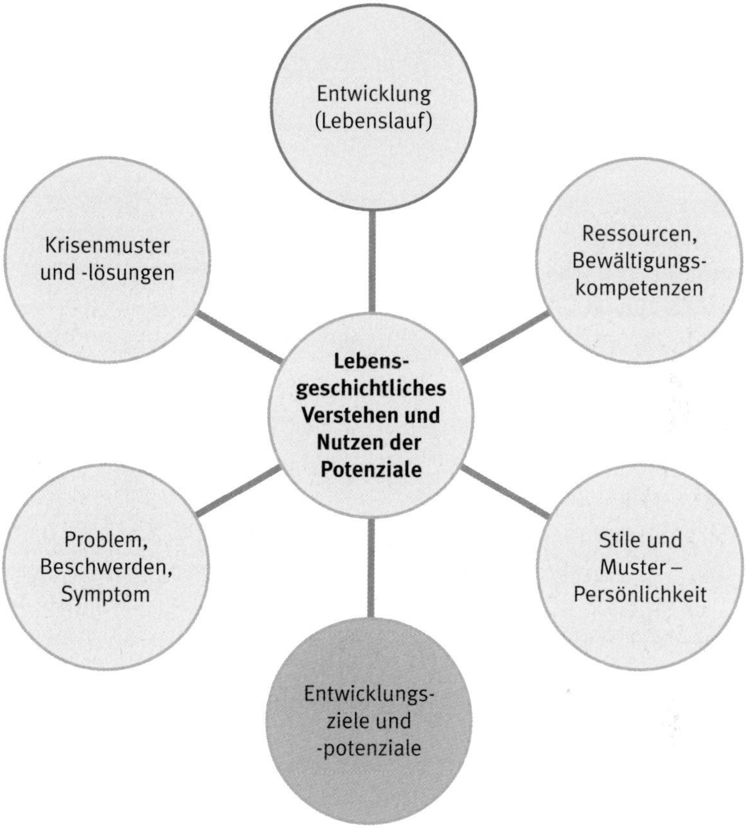

Aus verschiedenen Therapierichtungen heraus ist ein fokussierender Faktor die Ziel- und Möglichkeitsorientierung.

Aus verhaltenstherapeutischer Sicht soll mit der Konkretisierung von Zielen eine Aktivierung, Handlungsebene und therapeutische Allianz erreicht werden. Aus systemtherapeutischer (v.a. konstruktivistischer) Sicht dient diese Perspektive einer Beeinflussung von Konstrukten (vom Problem zur Möglichkeit).

Inhaltlich sollen positive Erwartungen induziert und verstärkt werden. Gleichzeitig wird über die Zukunftsorientierung die Eigenverantwortung gefördert.

Übung 22 | **Zukunftswerkstatt**

Themen: von den Problemen und den Grenzen zu den Möglichkeiten und Entwürfen
Anwendungsbereich: Zielanalyse, Lösungsorientierung

Anleitung:
Den Klienten bitten:
- ein Bild zur aktuellen Situation zu malen (mit Ölkreide oder z. B. mit etwas dünnem Draht formen lassen),
- intuitiv Weitergestalten-lassen mit dem Ziel, eine neue „schönere" Gestalt zu finden oder zu formen.

Zur Auswertung:
Den Klienten bitten, die drei wichtigsten Ziele für diese Übung auf Notizzettel zu schreiben
- Drei Orte im Raum für folgende Fragen zu finden:
  a. „Was soll und kann so bleiben?" (Symbolisieren)
  b. „Was stört und erschwert das Leben?" („Klagemauer" als Reinigungsritual)
  c. „Wie sähe ein gewünschtes alternatives Verhalten aus?" (Fantasien ausdrücklich erlauben!) „Was würde dies unterstützen und erleichtern?"
- „Was wäre ein erster Schritt in dieser Veränderung?" Unterscheiden zwischen Vorder- und Hintergrund, kurz- und langfristigen Zielen.
- ursprüngliche Zielzettel durch die konkreten Ideen ergänzen und auf sich wirken lassen.

Material: Papier, Notizzettel, Ölkreide, dünner Draht

Ähnliche Übungen/Literatur: Jungk, R. (http://de.wikipedia.org/wiki/Zukunftswerkstatt)

Übung 23 | Ziel- und Ressourcenaufstellung

Thema: Ressourcen in Bezug auf ein gestelltes Ziel aufstellen
Anwendungsbereich: Probehandelnd mit Hilfe der Ressourcen ein Ziel erreichen
Setting: Einzel-, Gruppen-, Familientherapie mit Kindern ab 10 Jahren

Anleitung:
Den Klienten bitten:
- zunächst zur Symbolisierung für sich (als Fokus) eine Spielfigur (Symbol, Glasstein) aufzustellen,
- danach sein Ziel zu formulieren, das er erreichen will, und es aufzuschreiben,
- dann für das Ziel eine Spielfigur (Symbol, Glasstein) auszusuchen und es auf den passenden Platz in Bezug auf den Fokus zu stellen,
- dann ebenfalls für das Wunder eine Spielfigur (Symbol, Glasstein) zu suchen und es im passenden Abstand zum Fokus und zum Ziel aufstellen. Das Wunder steht für das Gefühl, das der Klient hat, wenn er das Ziel erreicht hat,
- danach wieder mit Spielfiguren (Symbolen, Glassteinen) Ressourcen zu stellen, die er zur Verfügung hat, um das Ziel zu erreichen,
- die Aufstellung zu überprüfen: durch das Stellen von Wunder und Ressourcen kann es sein, dass der Abstand vom Fokus zum Ziel sich verändert. Die Symbole werden solange umgestellt, bis das Bild stimmig ist.

Zur Auswertung:
Den Klienten bitten, das Gesamtbild anzusehen: Ziel, Ressourcen, Wunder mit folgenden Fragen: „Welcher nächste Schritt könnte sich für die Zielerreichung ergeben? Wann könnte der Zeitpunkt der Zielerreichung sein?“ Danach kann der mögliche Zeitpunkt der Zielerreichung in der Lebensspirale eingezeichnet werden.

Material: Spielfiguren/Symbole oder Glassteine, Lebensspirale (Vorlage 4)

CD-ROM

Ähnliche Übung/Literatur: Sparrer,I., Varga von Kibed, M. (2000)

Übung 24 | Mit der Lebenslinie in die Zukunft

Thema: Entwürfe in die Zukunft
Anwendungsbereich: Lösungsorientiertes Arbeiten in der Therapie
Setting: Einzel-, Paar-, Familientherapie

Anleitung:
Den Klienten (die Familienmitglieder) bitten:
- eine Schnur als Lebenslinie zu legen mit der Ausrichtung zum Fenster (einzeln oder gemeinsam als Familienlinie),
- den aktuellen Zeitpunkt auf der Lebenslinie zu markieren (mit einem Glasstein/Spielfigur/Symbol oder einer passenden Symbolkarte (Vorlage 1)),
- danach einen Punkt in der Zukunft zu markieren (z. B. in 5 Jahren) und zu phantasieren, was sich dann verändert haben könnte,
- und anzuregen, mit einem hoffnungsvollen Blick in die Zukunft zu sehen, (dabei kann der Blick aus dem Fenster inspirierend sein),
- ein Symbol (oder Symbolkarte) auszusuchen, das zu dem phantasierten Zukunftsbild passt.

Zur Auswertung:
Das Bild auf sich wirken lassen, über mögliche Zukunftsbilder sprechen.

CD-ROM

Material: Schnur, Glasstein oder Spielfigur/Symbole oder Symbolkarten (Vorlage 1)

Ähnliche Übungen/Literatur: Nemetscheck, P. (2006)

Exkurs:

Wirkungen und Vielfalt

Methodenintegration als Schlüsselkompetenz in Theorie, Forschung und Ausbildung

1. Metaperspektiven: Neugierde und Suchhaltung

Sowohl in Erörterungen der allgemeinen Psychotherapieforschung, in Theoriekonzeptionen als auch in der Diskussion von Ausbildungs-Curricula belegt sich ein starkes Interesse an Austausch zwischen den sog. Schulenrichtungen.
Diese Erfahrung korrespondiert mit der Beobachtung, dass sich zugelassene Psychotherapeuten zumeist in Angeboten verschiedener Richtungen weiterbilden[5].

Hier wird davon ausgegangen, dass dies als ein Ausdruck professioneller Kompetenz interpretiert werden kann, wenn Kollegen auch fremde Therapiemodelle nutzen, um hilfreiche, „passende Zugänge“ zu finden. Dieses Psychotherapieverständnis bildet einen gemeinsamen Suchprozess ab, kein starres vorgestanztes Diagnostik- und Therapieprogramm. Diagnostische und psychotherapeutische Ziel- und Wirkebenen verbinden sich in dieser Art von Arbeit.

2. Suche nach Effektivität und verbesserter Wirksamkeit

In verschiedenen Kontexten wird über die Zukunft der Psychotherapie geforscht, diskutiert und entschieden.
Dabei geht es u. E. um 3 Entwicklungs-Stränge: um den Strang einer intensiven *Assimilation* von sog. Nicht-Richtlinienverfahren (z. B. systemischer und Familientherapie, Gesprächspsychotherapie) in den 3 anerkannten

---

[5] Von diesen wird immer wieder darüber geklagt, dass die Regelungen nach dem PTG und deren Umsetzung sie allzu sehr nötigt, sich auf ein einzelnes Modell festzulegen und einzuengen. Sie fühlen sich gezwungen, effektive Kompetenzen anders zu etikettieren oder sogar auszuklammern.

Verfahren Psychoanalyse, tiefenpsychologische Psychotherapie und Verhaltenstherapie. Diese Entwicklung bildet sich auch darin ab, dass die Verfahren sich zunehmend als „Orientierung“ definieren. In einem zweiten Kontext bemüht man sich um eine *Metaperspektive* („allgemeine Psychotherapie“) oder eine übergreifende Rahmentheorie. Im 3. Ansatz wird versucht, nach Differenzierung und Abgrenzung, wieder Grundlagen zu schaffen für einen gleichberechtigten *Lernprozess zwischen den Schulen*.
Viele Kollegen beschäftigt, wie sie nach dem Psychotherapeutengesetz (PTG) ihre berufliche Identität über die Schulengrenzen hinweg weiterentwickeln und qualifizieren können. Ein erhebliches Problem der mit dem PTG geschaffenen neuen Berufe (Psychologischer Psychotherapeut und Kinder- und Jugendlichenpsychotherapeut) liegt in der Bindung an bestimmte psychotherapeutische Verfahren. Dadurch steht nicht die Dienstleistung oder deren Ergebnis im Mittelpunkt des Selbstverständnisses, sondern eine bestimmte Sichtweise.

3. Praxismaterial als Reflexion dieser Arbeitsrealität

Es geht um die Unterstützung im individuellen Lern- und Bildungsprozess (als Kernkompetenz von Wahrnehmungs-, Kommunikationsfähigkeit und Flexibilität).
„Eklektizistische und integrationistische Bewegungen reflektieren die Anstrengungen vieler Praktiker, in ihrer Arbeit mit dem Klienten flexibel zu sein“ (LAMBERT, 2004, S.7). Denn offenkundig gibt es viele Wege „nach Rom“, nicht „alle Klienten wollen nach Rom“ und man kann/sollte „von mehreren Meistern lernen“ (vgl. ORLINSKY 1994a).
Gleichzeitig soll es möglich bleiben, die Angebote an das eigene Modell anzupassen, es im Stil und Therapieprozess selbst weiterzuentwickeln.

3.1. Vieldeutig- und Perspektivabhängigkeit von Forschungsergebnissen

In einem Feld, in dem subjektive Bedeutungsgebungen gewollt sind („weiche Realität“), ist es ungenügend, sich auf vereinfachende und konkurrierende Modelle zu beschränken.
Um unsere Psyche verstehen zu können, müssen wir sie modellhaft konstruieren (Begriffe und Sprache dafür finden).

Bei einer Beurteilung von Begriffen, Wirksamkeiten und Effizienz, aber auch bei der Einschätzung von Indikationsbereichen für die Psychotherapie, werden notwendigerweise spezifische Perspektiven und Interessen einfließen:

- **parteilich aus der Sicht der jeweiligen Therapie-Verfahren:**
  mit dem Vorteil der besten Kenntnis und im hilfreichen Sinne kundigen Auslegung und Nutzung der Stärken der Methoden;
  mit den Nachteilen der notwendigerweise auch interessegeleiteten „Evidenz-Forschung" und „Betriebsblindheit"; zudem wird immer wieder übersehen, dass die Natur von Forschungsergebnissen ihre Vorläufigkeit ist (vgl. LAMBERT, 2004, S.9). Die Empirie ist statisch und bietet damit nur eine täuschende Sicherheit und Klarheit.

- **mit metatheoretischem Ansatz und verfahrensunabhängigem Interesse:**
  mit dem Vorteil, dass übergreifende und nicht mit den benutzten Theorien erklärte Zusammenhänge, Cluster von Faktoren und Wechselwirkungen erforscht werden können; vor allem in qualitativen Studien kann die weiter unten genannte „Passung" hinterfragt werden;
  mit dem Nachteil, dass auch diese Forschung interessegeleitet ist und leicht instrumentalisiert wird (Kostenträger; Karrieren von Wissenschaftlern,....) sowie der Tendenz, wieder allgemeingültige Aussagen treffen zu wollen (**eine** allgemeine Meta-Psychotherapie „neu" zu erfinden);

- **mit Fokus auf sog. erfahrungsgeleitete Evidenz** bei den Psychotherapeuten:
  mit dem Vorteil, dass in der professionellen Identität und Kompetenz die eigentliche Zieldimension der Ausbildungen aber auch der Qualitätssicherung, respektive Kontrolle, zu finden ist; das trägt der Erkenntnis Rechnung, dass nicht die Methode „richtig", „überlegen" oder „besser wirksam" ist, sondern die **„Passung"** von Methode und Therapeut (vgl. ORLINSKY, HOWARD 1988) sowie zum Arbeitskontext und der Struktur des Klientensystems (Auftrag/Entwicklungsaufgabe) und der überzeugten Anwendung; hier wird Subjektivität und Nicht-Standardisierbarkeit nicht nur hingenommen sondern bejaht, im Gegensatz zum positivistischen Wissenschafts-Verständnis. Diese Position offensiv zu vertreten könnte aus dem Dilemma gegenüber der Politik und den Kostenträgern heraushelfen, immer wieder neu die Wirksamkeit „beweisen" zu müssen. Darüber hinaus könnten sich die Psychothera-

peuten ermutigt fühlen, den Prozess der eigenen Erfahrung bewusster und transparent zu gestalten (es könnte leichter benannt werden, was die Therapeuten wirklich tun).
Nachteile dieser Perspektive sind die „blinden Flecken", die Begrenztheit individueller Sichtweisen und die motivationsabhängige Dynamik bei Qualitätssicherung und Reflexion.

- **parteilich aus der Sicht der Klienten:**
  mit dem Vorteil einer direkten Rückmeldung zu erlebten Prozessen sowie der möglichen Steigerung der Beteiligung und Eigenverantwortlichkeit; mit dem Nachteil, dass sich diese nicht auf die Hintergründe der therapeutischen Interventionen beziehen lassen, dadurch wenig darin Bezug finden und viele kurzfristigen subjektiven Reaktionen einfließen; dies wiederum mit dem Vorteil, dass sich dadurch eine sehr praxisnahe, nicht abstrakte Form der Evaluation verbinden lässt.

3.2 Wissenschaftsmodell: Mehreres kann richtig sein!

Forschungsergebnisse bestätigen immer wieder (z.B. LAMBERT 2004; HUBBLE u.a. 2001), dass menschliche Verhaltensweisen wie therapeutische Wirkungsweisen und -grade mehrdeutig sind.
Ein Verfahren lässt sich nicht konkret und konsistent in sich selbst und immer gleich in der Anwendung vorstellen. Es lässt sich auch nicht belegen, dass ein Verfahren universell überlegen (**Universalitätshypothese**) und wirksam sei. Mit der sog. **Spezifitätshypothese** (ein bestes Verfahren für eine Störung) stößt man an Grenzen, da die klinische Erfahrung zeigt, wie unvorhersagbar Symptome sich wandeln können, wie häufig Komorbidität ist und auch dass spezifische Wechselwirkungen in der therapeutischen Beziehung stattfinden.

Untersuchungen, die Cluster und übergreifende Wirkmechanismen erforschen, stellen zumeist die therapeutische Beziehungsgestaltung und den sog. heilenden Kontext in den Vordergrund, gewichten die spezifischen Interventionsverfahren als ergänzende Faktoren, was die Verantwortung und Anwendung durch den Therapeuten herausstellt.
(HUBBLE u.a. 2001; GRAWE 2000; ORLINSKY u.a. 1994b).

Hieran schließt die Erforschung von Passungsprozessen (z.B. KRIZ 2005) mit folgenden Fragestellungen an:

Wie passt das Behandlungsmodell des Therapeuten (Menschenbild, Haltung, diagnostisches Vorgehen, Interventionstechniken) zur Störung des Klienten (Erscheinungsbild, Anforderungen)?
Wie passt der Therapeut (seine Person und Angebot) zum Klienten (Erwartungen, Bedürfnisse, Ängste)?
Wie passen Therapeut (Person, Kompetenz, Erfahrung) und Störung (Qualität, Intensität, Übertragung, empfundene und ausgelöste Impulse) zusammen?
Wie passen Behandlungsmodell (allgemeines Vorgehen, Rolle, abgeleitetes Beziehungsverhalten) und Klient (Motivation, Art der Krise, Erwartungen) zusammen?

ORLINSKY u.a. (2004, S. 363) fassen den Stand ihrer Analyse der Psychotherapie-Prozessforschung dementsprechend so zusammen: “Effektive Psychotherapie ist eindeutig mehr als ein Set von Techniken, aber sie ist auch mehr als eine warme, unterstützende Beziehung, ... Psychotherapie ist mehr als was Psychotherapeuten tun, mit Absicht oder sonst wie; alles in allem ist sie (die Psychotherapie) die Erfahrung der Klienten. Aber was die Therapeuten in der Therapie tun, macht eindeutig einen Unterschied zu dem, was die Klienten erfahren und lernen. Das Ergebnis scheint am besten zu verstehen zu sein als ein synergistisches Resultat der Probleme und Ressourcen der Klienten, in Verbindung mit den Fertigkeiten und Begrenzungen der Therapeuten“.

4. Wahrnehmungsstärkung und Handlungsfähigkeit für mehrere Perspektiven

Wenn solche Beobachtungen, Erfahrungen und Forschungsergebnisse berücksichtigt werden sollen, braucht es eine Auffassung von Psychotherapie, die begrüßt, voneinander lernen zu müssen. Sie muss u. E. betonen, dass es sich zumeist erst im Therapieprozess zeigt, was hilfreich sein kann – quer zu Störungsbildern und Methoden.

Um auszubildende Psychotherapeuten mit der Vielfalt und der Kompetenzentwicklung bezüglich persönlicher Passung nicht allein zu lassen, ist ein Umdenken in den Curricula nötig. Es geht um das noch stärkere Erfahrbarmachen und die Reflexion von Konstrukten und ihren Bedeutungen, damit

die Auszubildenden nicht durch starren Reduktionismus zu einer Verkennung der Komplexität menschlichen Handelns durch reine Glaubensbekenntnisse geleitet werden (vgl. KRIZ 2005).
Dieser angeleitete Lern-Prozess ist eine dynamische Integrations- und Differenzierungsleistung (vgl. WIRSCHINGs Modell der Wippe, in der es einen Schaukelprozess im Lernprozess geben kann; 2002, S. 139).

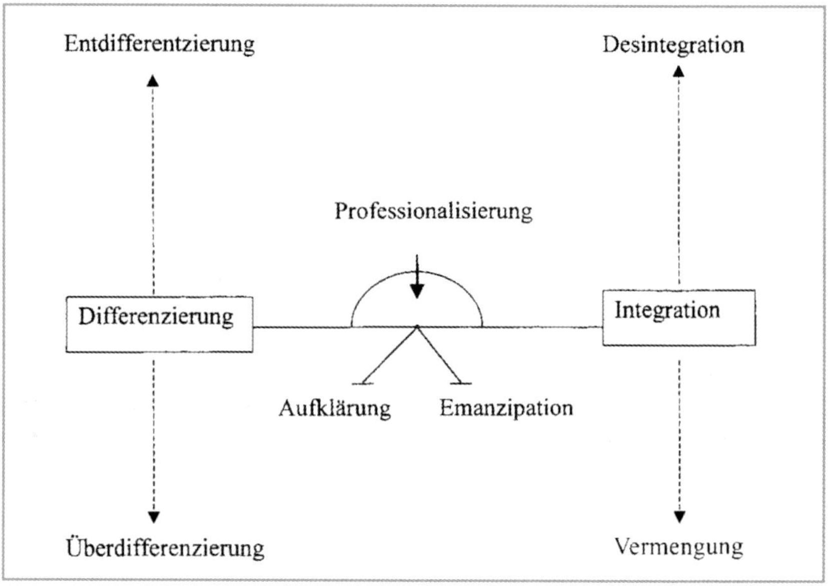

Abb.: Professionalisierung als Gleichgewicht von Differenzierung und Integration

Aus den o. g. Passungsfragen entsteht ein Wechselwirkungsverständnis für Faktoren, die zusammenkommen, um im Sinne einer wissenschaftlichen Überprüfung und effektiven Qualitätsverbesserung berücksichtigt zu werden.

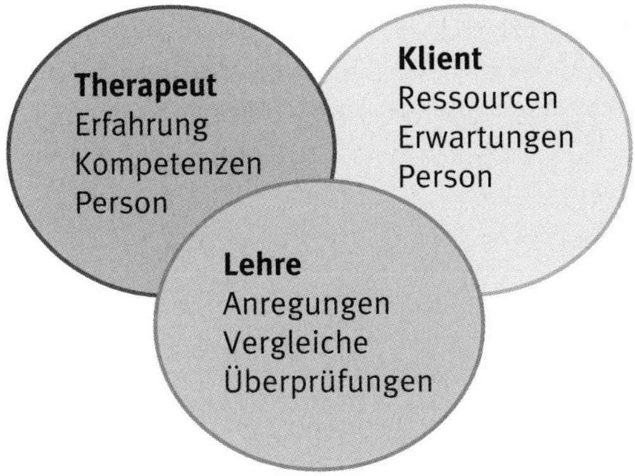

Abb.: Passungsprozesse im Wirksamwerden von Psychotherapie

Durch die Förderung und Einbindung von Multiperspektivität im o. g. Sinne können die Schulmeinungen, die Ausbildungsregeln, die Psychotherapie-Leitlinien und ihre Anwendung mehr zu unterstützenden Variablen werden. Wenn diese Vielfalt gefördert und diskutiert wird, droht nicht Beliebigkeit und Kostenexplosion, sondern es wird eine subjektiv stattfindende Leistung transparent gemacht und als verantwortliche, individuelle Kompetenz professioneller Weiterentwicklung förderbar.

5. Visionen

Abseits der Rivalität bzw. der Absicherung von Marktpositionen zeigt sich in dieser „Dekade der Integration“ (WIRSCHING 2002) die Notwendigkeit, nicht **die** Methode zu krönen, sondern Therapeuten Hilfestellung bei der Auseinandersetzung mit den gelernten Modellen zu geben, so dass sie die Potentiale und Grenzen in der eigenen Anwendung besser einschätzen lernen.

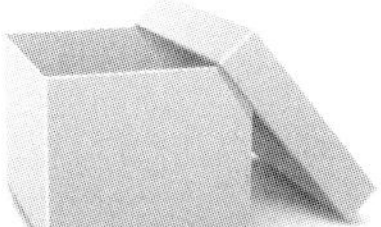

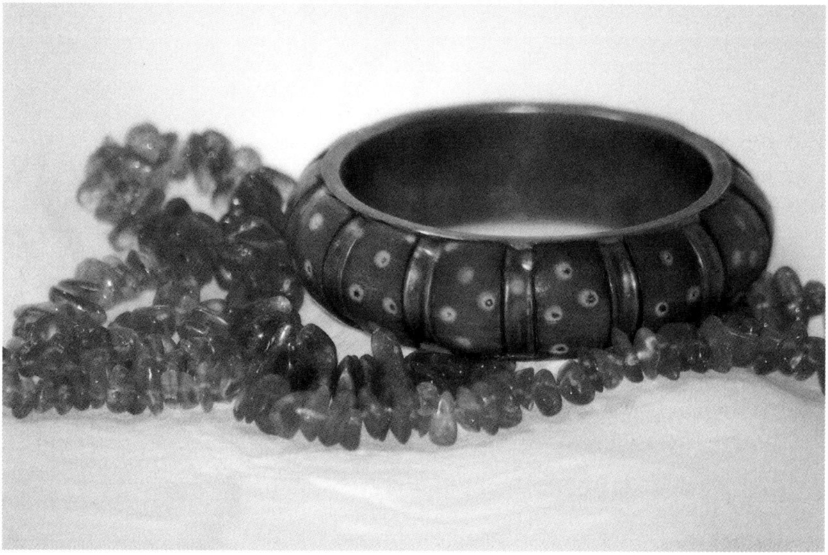

Anhang

Materialien:
Auf der CD sind folgende Kopiervorlagen vorhanden.

Vorlage 1: Symbolkarten zu den Bereichen Ressourcen, Belastungen[6]
Vorlage 2: Karten zum Thema: Problem verändern
Vorlage 3: Teufelskreis und Engelskreis
Vorlage 4: Verschiedene Vorlagen zur Erstellung von Spiralen[7]
Vorlage 5: Werteliste
Vorlage 6: Ressourcenliste
Vorlage 7: Fragen nach den Ressourcen
Vorlage 8: Liste Bedürfnisse und Verwundbarkeit
Vorlage 9: Liste der Belastungen
Vorlage 10: Blanko-Vorlagen für eigene Ideen
Linkliste Fotokarten

Zur Gestaltung eines Starter-Sets werden folgende Materialien benötigt, die einen sofortigen Beginn der Arbeit mit der Box ermöglichen:

Ausdruck der Vorlagen der Material-CD
Box (Kiste) zum Sammeln der Materialien
Spielfiguren in verschiedenen Größen und Formen
Seil
Glassteine
Notizzettel (farbig) zum Beschreiben

Diese Sammlung kann als Anregung dienen zur Erstellung einer individuellen Box mit eigenen Symbolen, Bildern und Materialien.

---

[6] Es empfiehlt sich, die Fotos im Format 10x15 cm auszudrucken.

[7] Die beiden Ausdrucke DIN A4 können zu einer Vorlage DIN A3 zusammengefügt werden.

Literatur

Literatur Übungen

ASEN, E., SCHOLZ, M. Praxis der Multifamilientherapie. Heidelberg: Carl-Auer-Verlag, 2009.

CABY, F., CABY, A. Die kleine psychotherapeutische Schatzkiste. Dortmund: Borgmann, 2009.

FLIEGEL, St., KÄMMERER, A. (Hg.) Psychotherapeutische Schätze 1. Tübingen: dgvt-Verlag, 2006.

-dies. Psychotherapeutische Schätze II. Tübingen: dgvt-Verlag, 2009.

FLÜCKIGER, Ch., WÜSTEN, G. Ressourcenaktivierung. Bern: Huber-Verlag, 2009.

GÖRLITZ, G. Psychotherapie für Kinder und Familien. Stuttgart: Klett-Cotta, 2005.

HANSEN, H. A bis Z der Interventionen in der Paar- und Familientherapie. Stuttgart: Klett-Cotta, 2007.

KANFER, F., H. REINECKER,H., SCHMELZER,D.: Selbstmanagement-Therapie. 2. überarbeitete Auflage. Springer: Berlin 1998.

McGOLDRICK, M. Wieder heimkommen. Spurensuche in Familiengeschichten. Genogrammarbeit und Mehrgenerationen-Perspektive in der Familientherapie. Heidelberg: Carl-Auer-Systeme Verlag, 2003.

MÜSSIG, R. Familien-Selbst-Bilder. München: Ernst Reinhardt Verlag, 1991.

NEMETSCHEK, P. Systemische Familientherapie mit Kindern, Jugendlichen und Eltern. Stuttgart: Klett-Cotta, 2006.

POTRECK-ROSE, F., JACOB, G. Selbstzuwendung. Stuttgart: Klett-Cotta, 2003.

REDDEMANN, L. Eine Reise von 1000 Meilen beginnt mit dem ersten Schritt. Freiburg: Herder, 2009.

PEICHL, J. Innere Kinder, Täter, Helfer &Co. Stuttgart: Klett-Cotta, 2008

RETZLAFF, R. Spiel-Räume. Stuttgart: Klett-Cotta, 2008.

SCHEMMEL, H.,SCHALLER,J. (Hrg.). Ressourcen. Tübingen: dgvt-Verlag, 2003.

SCHULZ von THUN, F. Miteinander Reden 3. Reinbek: Rowohlt, 1998.

SCHLIPPE, A., SCHWEITZER, J. Lehrbuch der systemischen Therapie und Beratung. Göttingen: Vandenhoeck und Ruprecht, 1996.

SCHWARTZ, R. Systemische Therapie mit der inneren Familie. München: Pfeiffer, 1997.

VOGT-HILLMANN, W., BURR, W. Kinderleichte Lösungen, Dortmund: Borgmann, 1999.

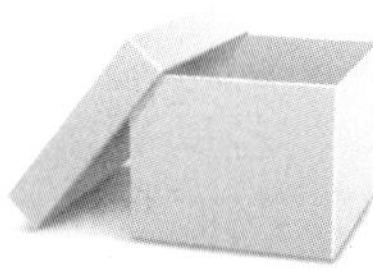

GRAWE, K. Allgemeine Psychotherapie. In: SENF, W., BRODA, M. Praxis der Psychotherapie. Stuttgart: Thieme, 2000, S.314-325.

VOPEL, K. u. R. Selbstakzeptierung und Selbstverantwortung. 1-3. Interaktionsspiele zur Persönlichkeitsentwicklung. Hamburg: Isko-Press, 1979.

SPARRER, I., VARGA VON KIBED, M. Ganz im Gegenteil. Heidelberg: Carl-Auer-Systeme Verlag, 2000.

WELTER-ENDERLIN, R. Resilienz und Krisenkompetenz. Heidelberg: Carl-Auer-Systeme, 2010.

Literatur Psychotherapie-Forschung

HUBBLE, M.A., DUNCAN, B.L., MILLER, S.C. (Hg.) So wirkt Psychotherapie. Dortmund: verlag modernes lernen, 2001.

KRIZ, J. Von den Grenzen zu den Passungen. Psychotherapeutenjournal, 1, 2005, S.12-20.

LAMBERT, M.J. (Hg.) Bergin und Garfield´s handbook of psychotherapy and behavior change. New York: Wiley & Sons, 2004.

LIEB, H. Systemtherapie trifft Verhaltenstherapie. Systemkompetenz meets Störungskompetenz in Theorie und Praxis. In: Psychotherapie im Dialog 8(2), 2007, S. 177-187.

ORLINSKY, D.E., HOWARD, K. Ein allgemeines Psychotherapiemodell. Integrative Therapie 4, 1988, S. 281-308.

- ders. „Learning from many masters“ Ansätze zu einer wissenschaftlichen Integration psychotherapeutischer Behandlungsmodelle. Psychotherapeut, 1994a, 39, S. 2-9.

- ders., GRAWE, K., PARKS, B.K. process and outcome in psychotherapy. In: BERGIN, A.E., GARFIELD, S.L. (eds) Handbook of psychotherapy and behaviour change. New York: Wiley 1994, S. 270-378.

GARFIELD, S.L. (eds) Handbook of psychotherapy and behaviour change. New York: Wiley, 1994b, S. 233-282.

- ders., RONNESTADT, M.H., WILLUTZKI, U. Fifty years of psychotherapy process-outcome research: continuity and change. In: LAMBERT, M.J. (Hg.), 2004, S. 307-389.

WIRSCHING, M. Integration oder Schulenstreit? In: WIRSCHING, M., SCHEIB, P. (Hg.) Paar- und Familientherapie. Heidelberg: Springer, 2002, S. 137-145.

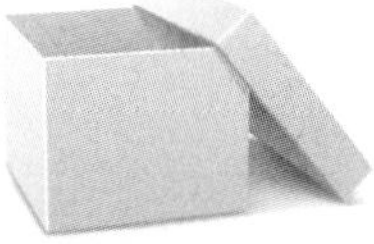

Ressourcen entdecken – Ressourcen nutzen

Andrea Caby / Filip Caby

Die kleine Psychotherapeutische Schatzkiste • Teil 2

Weitere systemisch-lösungsorientierte Interventionen für die Arbeit mit Kindern, Jugendlichen, Erwachsenen oder Familien

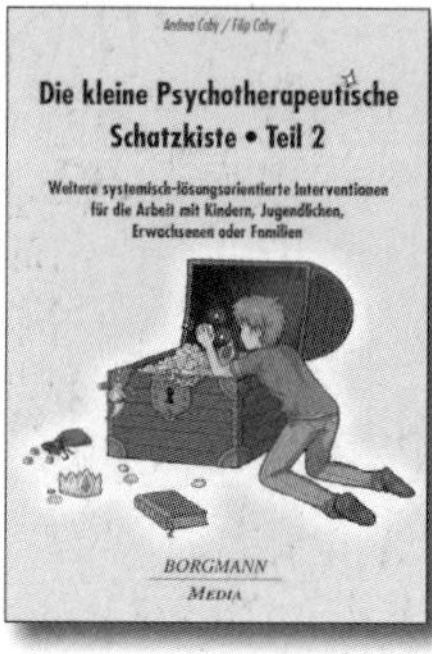

Das bietet die zweite Schatzkiste:
- Neue Interventionen
- Neue Indikationen
- Erweiterung der Topics aus Band 1
- Noch mehr Beispiele

Die Arbeit mit Kindern, Jugendlichen, Erwachsenen, Familien oder Gruppen fordert den Therapeuten, Psychologen, Arzt, Pädagogen oder Berater immer wieder aufs Neue heraus … Für jede noch so ungewöhnliche Herausforderung eine Idee zu haben, kreativ und flexibel reagieren zu können und dabei möglichst lösungsorientiert zu sein, ist nicht immer einfach. Aber es kann durchaus leichter werden, wenn erprobte Interventionen, besondere Fragen oder „verstörende" Kommentare griffbereit sind.

Dies ist auch das Anliegen der Autoren im zweiten Band der „Kleinen Psychotherapeutischen Schatzkiste" – einer Übersicht über weitere originelle Ideen und Handlungsmöglichkeiten im beratenden oder therapeutischen Alltag. Mit etwas Phantasie, wohl platzierten Worten, einer Portion Humor, gewohnten Dingen oder unerwarteten Aktionen kann ein Gespräch plötzlich eine andere Wendung bekommen, eine Perspektive entstehen oder der Klient bzw. Patient erneut zum Nachdenken angeregt werden.

● 256 S., farbige Abb., Format 16x23cm, Ringbindung
ISBN 978-3-938187-78-4 Bestell-Nr. 9423, Euro 19,95

Filip Caby / Andrea Caby

Die kleine Psychotherapeutische Schatzkiste • Teil 1

Tipps und Tricks für kleine und große Probleme vom Kindes- bis zum Erwachsenenalter

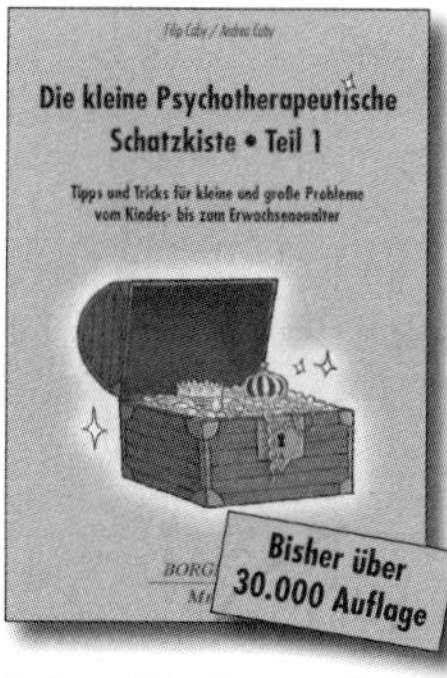

„Das handliche Buch ist hervorragend geeignet, immer wieder eine einzelne Intervention herauszugreifen, sich mit ihr zu beschäftigen und zu üben. Dabei erheben die Cabys getreu dem systemisch-lösungsorientierten Ansatz keineswegs den Anspruch, das allein selig machende Rezept erfunden zu haben. Sie sprechen freundliche Einladungen aus, was daraus wird, bleibt jedem selbst überlassen. Wahre Kompetenz lässt sich nicht verbergen. Deshalb mein Tipp: Greifen Sie zu, lassen Sie die exzellenten Anregungen wirken und probieren Sie aus, was Ihnen schmeckt. Finden Sie ganz im Sinne Milton Ericksons die Lösungen, von denen Sie NOCH nicht wissen, dass Sie sie kennen!" Monika Bohn, Oberursel

„Meines Erachtens darf dieses kompakte Sammelsurium 'spannender und aufregender' Interventionen in keinem Bücherregal eines Praktikers fehlen. Insgesamt kann ich konstatieren, dass das Buch 'up-to-date' ist auf dem systemischen Büchermarkt." Dennis Bohlken, systemagazin

● 2., durchgesehene Auflage, 176 S., Format 16x23cm, Ringbindung
ISBN 978-3-938187-81-4 Bestell-Nr. 9403, Euro 19,95

Martin Brentrup / Brigitte Geupel

Selbstwert, Selbstfürsorge und Achtsamkeit

Verfahrensübergreifendes Übungsbuch für zentrale Variablen psychotherapeutischer Prozesse

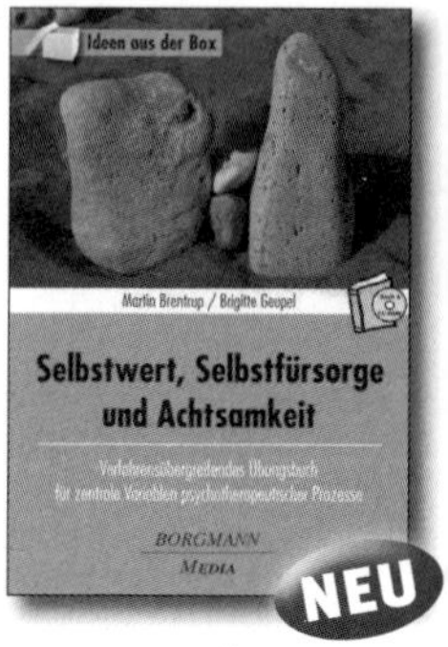

Mit den Themen Selbstwert, Selbstfürsorge und Achtsamkeit wird die Reihe „Ideen aus der Box" fortgesetzt.

In diesem Band stellen die Autoren eine Sammlung ihrer in langjähriger Praxis erprobten Übungen aus verfahrensübergreifender Perspektive vor. Sie fokussieren mit einem ressourcenorientierten Ansatz auf die Wechselbeziehung von Selbstwert, Selbstfürsorge und Achtsamkeit. Diese 3 Faktoren stellen Hauptziel- und Wirkebenen psychotherapeutischer Prozesse dar. Die Übungen sind leicht an Patientenmerkmale, Phasen und Prozesse anzupassen. Sie wurden aus anderen Methoden und Ansätzen verdichtet bzw. weiterentwickelt.

Wie im ersten Band der Autoren „Ideen aus der Box" wird die Textsammlung durch eine CD ergänzt. Diese enthält Materialien zum Ausdrucken und Fotos für die Arbeit mit Kraft-Quellen-Karten.

Das Buch wendet sich sowohl an Einsteiger mit entsprechender supervisorischer Unterstützung, als auch an erfahrene Tätige in den Bereichen: Psychotherapie, Beratung und Coaching.

● 128 S., Beigabe: Bildkarten und Materialien auf CD-ROM, Format DIN A5, Ringbindung
ISBN 978-3-938187-96-8 Bestell-Nr. 9444, Euro 18,80

Matt Driver

Positives Coaching

Was Coaches und Berater von der Positiven Psychologie lernen können

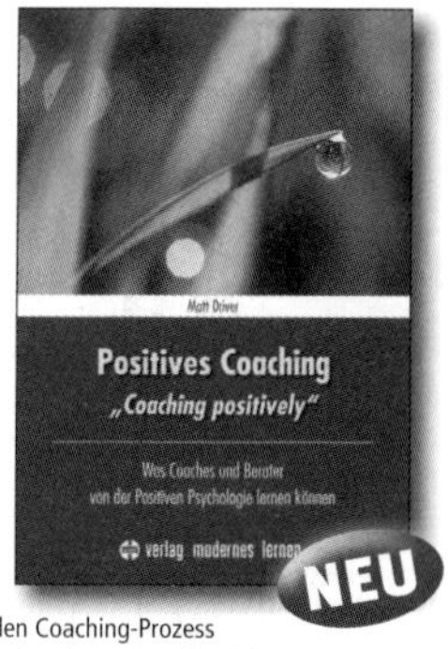

Coaching ist ein positives Vorhaben, das von den Ressourcen der Menschen und von ihrem Glauben an sich selbst ausgeht. Forschungen aus dem Bereich der Positiven Psychologie untermauern dies und regen zu Verfeinerungen der Praxis an. In diesem praktisch ausgerichteten Buch geht es darum, all diese Aspekte zusammenzubringen: • substantielle psychologische Forschung • die Erfahrung des Autors als Coach • Beispiele von Coachings, die zeigen, was am besten funktioniert • die Bedeutung von Beziehung, Autonomie und Leistung für den Coaching-Prozess

Matt Driver, langjährig als Coach unterwegs, arbeitet im öffentlichen wie im privaten Sektor, mit Kunden aus verschiedenen Ländern und unterschiedlichen Kulturen. Hier zeigt er Hintergründe seines Vorgehens, immer wieder unterlegt mit sehr klaren praktischen Beispielen. Forschung und Praxis zeigen immer wieder, dass der Blick auf das, was Menschen am besten können, ihre Leistung, ihre Leistungsbereitschaft und ihre Zufriedenheit verbessern helfen. Positive Psychologie hat dies in ihrer Forschung immer wieder aufs Neue bestätigt und zugleich sehr praktische Möglichkeiten aufgezeigt. Positive Psychologie bringt beide Strömungen zusammen: gute akademische Forschung und praktische Anwendungsmöglichkeiten.

• Mit einem Geleitwort von Thomas Webers (Coaching-Magazin).

● 176 S., Format 16x23cm, br
ISBN 978-3-8080-0692-4 Bestell-Nr. 4354, Euro 19,95

BORGMANN MEDIA

verlag modernes lernen — borgmann publishing

Schleefstr. 14 • D-44287 Dortmund • Kostenlose Bestell-Hotline: Tel. 0800 77 22 345 • FAX 0800 77 22 344
Ausführliche Informationen, Leseproben und Bestellen im Internet: www.verlag-modernes-lernen.de